Zeineb Teyeb
Mariem Essouri
Naziha Khammassi

Infeção do trato urinário nas mulheres: como é tratada?

Zeineb Teyeb
Mariem Essouri
Naziha Khammassi

Infeção do trato urinário nas mulheres: como é tratada?

Imprint
Any brand names and product names mentioned in this book are subject to trademark, brand or patent protection and are trademarks or registered trademarks of their respective holders. The use of brand names, product names, common names, trade names, product descriptions etc. even without a particular marking in this work is in no way to be construed to mean that such names may be regarded as unrestricted in respect of trademark and brand protection legislation and could thus be used by anyone.

Cover image: www.ingimage.com

This book is a translation from the original published under ISBN 978-620-6-72486-5.

Publisher:
Sciencia Scripts
is a trademark of
Dodo Books Indian Ocean Ltd. and OmniScriptum S.R.L publishing group

120 High Road, East Finchley, London, N2 9ED, United Kingdom
Str. Armeneasca 28/1, office 1, Chisinau MD-2012, Republic of Moldova, Europe
Printed at: see last page
ISBN: 978-620-6-75263-9

Conteúdo

1 Introdução...2

2 Objetivo 3

3 Métodos..4

4 Resultados..6

5 Discussão 30

6 Conclusão...45

7 Referências 47

8 Apêndice...51

1 Introdução

A infeção do trato urinário (ITU) é uma condição médica em que microorganismos patogénicos, mais frequentemente bactérias, estão presentes no sistema urinário[1]. O sistema urinário inclui a bexiga, os ureteres, a uretra e os rins[2]. As ITU podem manifestar-se de várias formas, dependendo do local afetado. As manifestações clínicas variam desde o simples ardor da micção até ao choque sético. A infeção do trato urinário é a segunda infeção comunitária mais comum depois da infeção do trato respiratório, com uma incidência mundial de 404,61 milhões em 2019 [3].

Esta doença comum afecta especialmente as mulheres, porque a anatomia feminina o acesso das bactérias ao trato urinário[4]. De facto, cerca de 10% das mulheres têm pelo menos um episódio de IU por ano e 60% têm pelo menos um episódio de IU durante a sua vida[5].

Existem vários tipos de infeção do trato urinário nas mulheres: cistite, pielonefrite e uretrite. O quadro clínico varia com a idade e o género, podendo ser enganador e aspectual em indivíduos mais velhos[6]. A utilização de de investigação bacteriológica e radiológica facilita o diagnóstico e, consequentemente, o tratamento terapêutico, mesmo na presença de febre isolada.

O tratamento com antibióticos continua a ser, obviamente, a pedra angular do tratamento terapêutico e o prognóstico é vital.

A infeção do trato urinário (ITU) continua a ser uma questão atual, especialmente tendo em conta o nível cada vez mais alarmante de resistência aos antibióticos num país classificado como o segundo maior consumidor antibióticos do mundo[7,8].

A gestão da resistência aos antibióticos exige uma estreita colaboração entre os profissionais de saúde e as autoridades sanitárias, bem como uma maior sensibilização da comunidade médica [9, 10].

Daí a importância estudar o perfil evolutivo das infecções do trato urinário feminino em função da forma clínica, do perfil bacteriológico e da estratégia terapêutica na Tunísia.

O principal objetivo do nosso estudo foi descrever o tratamento terapêutico das ITU em mulheres fora da gravidez num serviço de medicina interna.

O objetivo secundário foi estabelecer as caraterísticas clínicas, biológicas e bacteriológicas das ITUs em mulheres fora da gravidez num departamento de medicina interna.

1. Tipo e duração do estudo

Realizámos um estudo retrospetivo, descritivo e monocêntrico de pacientes hospitalizados por ITU no Departamento de Medicina Interna do Hospital Razi em Tunes entre janeiro de 2016 e agosto de 2023.

As infecções do trato urinário são definidas como :

Cistite aguda: definida como uma inflamação da parede da bexiga secundária a um agente bacteriano. Manifesta-se por ardor miccional, polaciúria, disúria, urgência e dor hipogástrica.

Pielonefrite aguda (PA): definida como uma infeção bacteriana do parênquima renal e do sistema coletor renal. Manifesta-se, em associação com sinais de cistite, por febre e arrepios, e/ou dor lombar, frequentemente unilateral e/ou, por vezes, sinais digestivos.

Outras definições :

Anemia: Hemoglobina < 12g/l

O antibiograma é um teste laboratorial utilizado avaliar a sensibilidade dos germes aos vários antibióticos.

PCR elevada se superior a 10mg/L

ICD séptica: sepse com hipotensão (PAS<90 mmHg ou queda de 30% em relação à linha de base resistente ao enchimento vascular).

Factores de risco de ESBL: hospitalização no prazo de 6 meses, terapia antibiótica (Amox, C2G, C3G, FQ) no prazo de 6 meses e história de colonização por ESBL ou ITU no prazo de 6 meses.

Febre: temperatura igual ou superior a 38,5°C

Hiperalfa1globina:>3,5g/l, Hiperalfa2globina:>8,5g/l

Hiperleucocitose: contagem de glóbulos brancos > 1000/^L 0, Leucopenia: contagem de glóbulos brancos<4000/^L

Hiperpolinucleose: contagem de polinucleares > 7000/^L , Neutropenia: contagem de polinucleares < 1500/^L

Hipotensão: PA<= 90/60

Insuficiência renal se a depuração da creatinina for inferior a 60 mm/min (MDRD)

Linfocitose: contagem de linfócitos >4000/iiL, Linfopenia: contagem de linfócitos<1500/^L

Leucocitúria significativa se os leucócitos da urina forem >= 10^4 EB /ml

Procalcitonina positiva superior a 0,5 ng/ml

SOFA rápido (qSOFA): 2 dos 3 factores seguintes são positivos: Frequência respiratória>=22, SGC<15/confusão/desorientação, PAS<=100 mmHg

Sépsis: se q SOFA>=2

Síndrome inflamatória biológica: elevação da VS >20 mmH1, PCR >10 mg/l, alfa 1globulina > 3,5g/l e alfa 2 globulina >8,5g/l

Melhoria do SIB: redução da PCR e da VS de 50% ou mais.

Trombocitose: Contagem de plaquetas <400000/^L,

Trombocitopenia: contagem de plaquetas <150000/^L

VS elevado acima de 20 mm H1

2. População estudada

2.1 de inclusão :

Optámos incluir doentes do sexo feminino, internadas no Departamento de Medicina Interna do Hospital Razi, com idade superior a 15 anos, que tiveram uma infeção do trato urinário entre janeiro de 2016 e agosto de 2023.

2.2 Critérios de não-inclusão :

O género masculino

Idade < 15 anos

ITU não bacteriana

Bacteriúria assintomática

Mulher grávida

2.3 Critérios de exclusão :

Ficheiro incompleto

ECBU não disponível

2.4 Recolha e tratamento dos ficheiros :

Foram coletadas informações dos prontuários médicos de pacientes internados com mais de 15 anos de idade. incluíram idade, história médica, uso de imunossupressores, hábitos, caraterísticas clínicas, exame físico, resultados bacteriológicos e radiológicos, critérios de gravidade (quickSOFA (qSOFA)), tratamento e evolução.

3. Análise estatística :

A recolha de dados e a análise estatística foram efectuadas com recurso ao IBM SPSS Statistics versão 26. As variáveis categóricas são apresentadas como contagens e percentagens. As variáveis que seguem uma distribuição normal foram expressas como média +/- desvio padrão P .

Para as variáveis que não seguem uma distribuição normal, os valores foram apresentados utilizando a mediana seguida do intervalo interquartil.

4. Bibliografia :

A pesquisa foi efectuada utilizando o motor de busca google, PubMed, Science direct, HAL open science através das palavras: urinary tract infection/ infection urinaire, antibiotic resistance/ antibioresistance, SPILF e STPI.

5. Conflito de interesses :

Não foram declarados quaisquer conflitos de interesses.

1. Estudo descritivo

1.1 Dados epidemiológicos

Entre janeiro de 2016 e agosto de 2023, 62 pacientes foram incluídos no nosso estudo.

A incidência média anual foi de 7 casos.

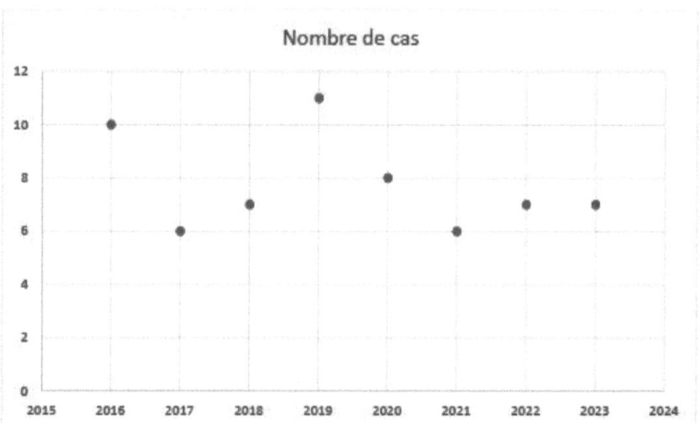

Figura 1: Distribuição dos doentes ano de hospitalização

1.2 Idade

A idade média dos doentes era de 59,31±17,64 anos (17-92 anos):

-Quarenta e dois por cento da população tinha mais de 65 anos

-Vinte e um por cento tinham 75 anos ou mais.

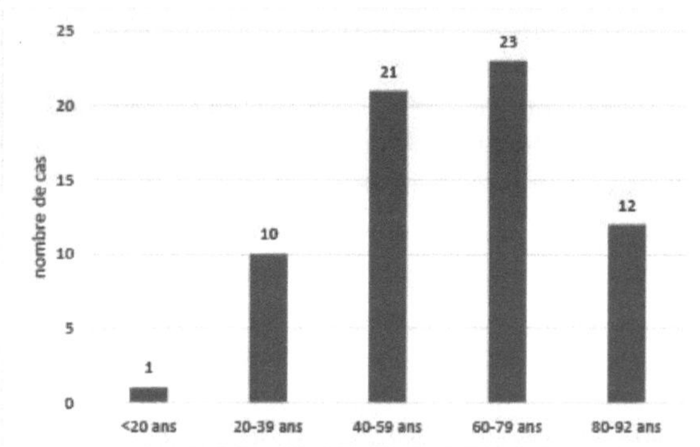

Figura 2: etária dos doentes

1.3 Antecedentes

Todos os pacientes estavam a ser tratados por um problema de saúde.

Os antecedentes mais comuns foram a diabetes (59%) e a hipertensão (51%).

Nenhum dos pacientes incluídos no estudo tinha neoplasia (cancro) ou SIDA.

Os vários antecedentes são apresentados no Quadro I.

Tabela I: História médica dos pacientes incluídos no estudo

ATCD	Força de trabalho	Percentagem
Diabetes	37	59%
Hipertensão arterial	32	51%
Dislipidemia	31	50%
Complicações da diabetes	24	39%
Insuficiência renal crónica	23	37%
Imunodepressão	23	37%
Nefropatia diabética	9	14%
Insuficiência renal grave	9	14%
Acidente vascular cerebral	9	14%
Doença das artérias coronárias	6	9%

O quadro II resume as diferentes patologias auto-imunes presentes nos doentes em 37% dos casos.

Quadro II: Várias doenças sistémicas dos doentes

Síndroma de Sjogren	9	14%
Lúpus eritematoso sistémico	5	8%
Esclerose múltipla	3	5%
Vasculite	2	3%
Artrite reumatoide	1	1%
Miopatia inflamatória	1	1%
Esclerodermia sistémica	1	1%
Sarcoidose	1	1%

Os doentes estavam a receber tratamento imunossupressor em 12% dos casos. Os corticosteróides foram utilizados em 21% dos doentes, com uma dose média de 162,86 mg (5-1000).

A Figura 3 mostra os diferentes medicamentos imunossupressores utilizados pelos doentes.

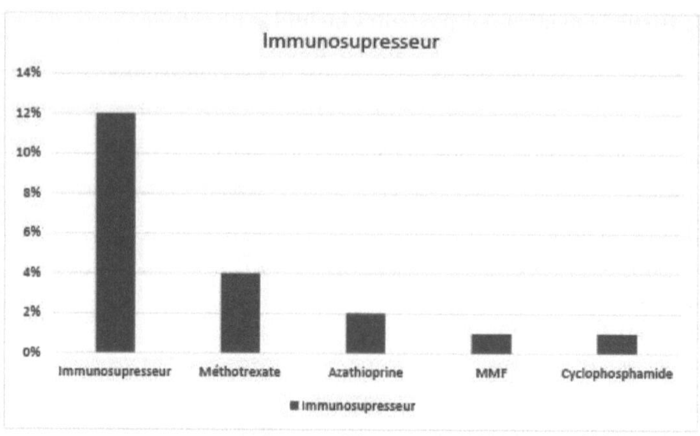

Figura 3: Utilização de imunossupressores

1.4 Hábitos

12% dos doentes eram fumadores.

1.5 Factores de risco para o transporte de bactérias multi-resistentes (MRB) :

®Os factores de risco da BMR incluíam a presença de uma história infeção do trato urinário BMR em 19% dos casos, a utilização de antibióticos (fluoroquinolona (FQ), amoxicilina-ácido clavulânico, cefalosporina de 2 ^{me} geração (C2G) e cefalosporina de $3^{c}{}_{me}$ geração (C3G)) e/ou hospitalização nos 6 meses anteriores episódio infecioso em 12% e 27% dos casos, respetivamente.

1.6 Caraterísticas do episódio infecioso

Sessenta por cento tinham cistite aguda, enquanto 40% tinham pielonefrite aguda.

O quadro III resume os diferentes sinais funcionais referidos pelos doentes.

Quadro HI: Repartição dos sinais funcionais de IU

	Trabalhadores	Percentagem
Ardor ao urinar	20	32%
Disúria	19	30%
Febre	16	25%
Dor lombar	15	24%
Imperiosite miccional	11	17%
Fugas urinárias	9	14%
Pollakiuria	8	13%
Dor suprapúbica	6	9%
Hematúria macroscópica	5	8%
Retenção urinária aguda	2	3%
Náuseas	2	3%
Vómitos	2	3%

1.6.1 Cistite: 37 casos incluídos

1.6.1.1 Sinais funcionais :

- O ardor urinário foi referido por 32% dos doentes.
- A disúria esteve presente em 24% dos casos.
- A imperiosidade da micção estava presente em 19% dos doentes.
- A perda de urina esteve presente em 13% dos doentes.
- A polaciúria estava presente em 11% dos casos.
- A hematúria esteve presente em 8% dos doentes.

1.6.1.2 Exame físico :

- A temperatura média medida foi de 36,9°C (desvio padrão = 0,34), com extremos variando de 36° a 37,5°C.
- A sensibilidade ao abanão lombar estava ausente em todos os doentes.
- Não foi observada qualquer sepsia.

1.6.1.3 Imagiologia :

Das 10 ecografias realizadas aquando do diagnóstico de cistite, revelou qualquer anomalia sugestiva de uma ITU superior.

1.6.1.4 Biologia :

<u>Contagem sanguínea</u>

Todos os doentes fizeram um hemograma completo (CBC).

de hemoglobina variaram de 6,3 g/dl a 14,2 g/dl. A anemia foi observada em 59,4% dos casos.

A contagem de plaquetas variou de 55.000/^L a 460.000/^L. Registou-se trombocitopenia em 5,4% dos casos e trombocitose em 2,7%.

A contagem de glóbulos brancos variava entre 4200/^L e 348000/^L. A hiperleucocitose estava presente em 16,21%. dos doentes apresentava leucopenia.

A contagem de neutrófilos variou ENTRE 1940/LiL e 29440/LiL. A polinucleose neutrofílica estava presente em 19%. Não se verificou neutropenia objetiva.

Os linfócitos variavam entre 650/lL e 3380/lL. A linfopenia estava presente em 24,3% dos casos. No entanto, não se verificou linfocitose objetiva.

<u>Marcadores de inflamação :</u>

A síndrome inflamatória biológica estava ausente em todos os doentes.

<u>Função renal :</u>

O valor médio de creatina medido foi de 99,16, com extremos que variam de 47 a 576.

O valor médio de depuração medido foi de 72,78, com extremos que variam de 6,17 a 127,90.

A insuficiência renal esteve presente em 13,5% dos casos.

A insuficiência renal funcional esteve presente em 10,8% dos casos.

Um doente sofria de insuficiência renal crónica associada a uma

1.6.1.5 Citologia:

Todos os doentes foram submetidos a um exame citobacteriológico da sua urina.

A leucocitúria média nos doentes era de 526×10^3 com extremos que variavam entre 12×10^3 e 9000×10^3. Noventa e um por cento dos casos apresentavam leucocitúria.

A leucocitúria estava ausente em 3 doentes.

A hematúria média foi de 43×10^3 com extremos que variaram de 0 a 200×10^3. Dois pacientes apresentaram hematúria microscópica (5,4%).

1.6.1.6 Cultura :

cultura isolou 6 germes. O mais frequente Escherichia coli (E. coli), seguido de Klebsiella pneumoniae (KP) e outros BGN.

O quadro IV resume os diferentes germes isolados na cultura das ECBUs dos doentes.

Quadro IV: Diferentes germes isolados durante a cistite

Germes	Número	%
Escherichia coli	18	56%
Klebsiella pneumoniae	8	25%
Enterococcus	2	6,25%
Enterobacter cloacae	2	6,25%
Proteus mirabilis	1	3%
Staphylococcus saprophyticus	1	3%

Treze por cento dos casos eram negativos em termos de cultura, mas suspeitou-se de cistite na presença de sintomas urinários com leucocitúria explicada por tratamento antibiótico prévio.

1.6.1.7 Antibiograma e tipo de resistência :

O teste de suscetibilidade aos antibióticos não foi efectuado em 5 dos casos estudados, devido à ausência de um germe isolado.

Entre os 32 casos em que foram efectuados antibiogramas :

A presença de BMR foi detectada em 29,7% dos casos. Mais especificamente, as bactérias que segregam beta-lactamase de espetro alargado (ESBL) foram identificadas em 13,5% dos casos.

Foram identificados dois casos de resistência aos aminoglicosídeos, cada um com um fenótipo distinto:

-Um caso com o fenótipo Tobramicina-Amicacina (TA).

-Outro caso com o fenótipo Gentamicina-Tobramicina-Netilmicina (GTN).

Registou-se um caso de resistência aos macrólidos, à rifampicina e à fosfomicina.

O perfil de resistência dos germes é apresentado na figura 4.

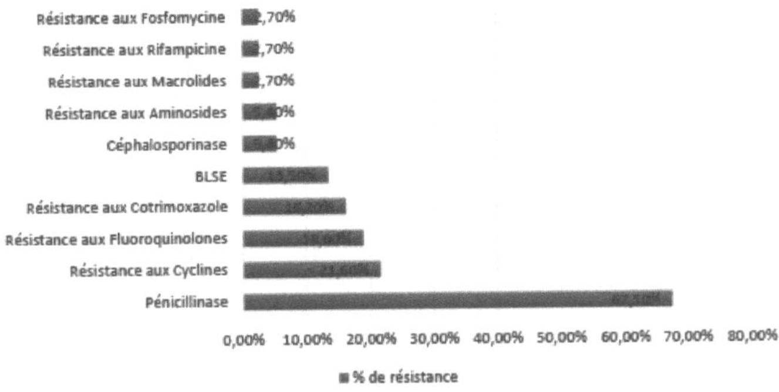

ESBL: bactérias secretoras de beta-lactamase de espetro alargado

Figure 4   Resistência aos antibióticos dos germes responsáveis pela cistite

O perfil de resistência das estirpes de E. coli implicadas na cistite é apresentado na Figura 5.

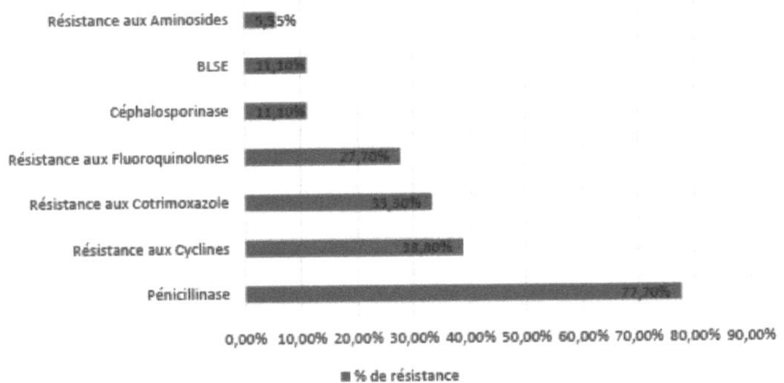

Figure 5   Perfil de resistência aos antibióticos de estirpes de E. coli na cistite cistite

O perfil de resistência das estirpes KP implicadas na cistite é apresentado na Figura 6.

Perfil de resistência da Klebsiella pneumoniae durante a cistite

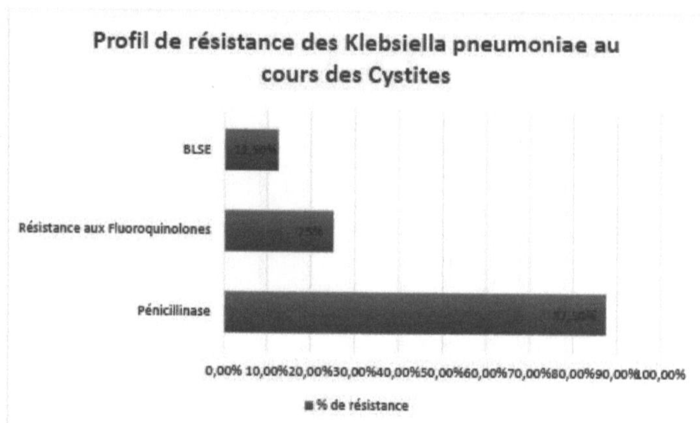

ESBL: bactérias secretoras de beta-lactamase de espetro alargado

Figure 6   Perfil de resistência das estirpes de K.P durante a cistite

1.6.1.8 Hemocultura: não foi efectuada nenhuma hemocultura porque não havia febre.

1.6.1.9 Tratamento :

Noventa e sete por cento dos doentes tinham recebido tratamento com antibióticos. A FQ é o antibiótico mais frequentemente prescrito.

Um doente foi transferido para outro departamento antes de ser iniciada a terapêutica antibiótica.

Os antibióticos foram administrados por via intravenosa em 13,5% dos casos.

O quadro V apresenta os antibióticos prescritos.

Tabela V: Medicamentos prescritos para a cistite.

Antibióticos	N	%
Fluoroquinolona	**12**	**32,4%**
Cefalosporina	**11**	**29,7%**
Fosfomicina	6	16,2%
Cotrimoxazol	2	5,4%
Imipeneme	1	2,7%

Foi necessária uma mudança de classe terapêutica adaptada de acordo com o antibiograma em 3 doentes.

Foi registada descalcificação em 2 doentes.

Escalonamento para C3G num doente.

O Quadro VI resume a adaptação da terapêutica antibiótica após o teste de suscetibilidade aos antibióticos.

Quadro VI: Novos antibióticos prescritos após o teste de suscetibilidade aos antibióticos

Antibioterapia	Número de casos
Cotrimoxazol	1

| Ciprofloxacina | 1 |
| Cefalosporina | 1 |

A duração média foi de 4,93 dias, com um máximo de 7 dias e um mínimo de 1 dia (quando foi tomada Fosfomicina).

1.6.1.10 Evolução :

A melhoria clínica e biológica foi alcançada nas primeiras 48 horas após o início do antibiótico em 86,1% dos casos.

Uma ECBU de seguimento foi positiva em três doentes (quadro VII).

Quadro VII: Germes isolados nas ECBU de controlo

Germes	Resistência	Números
E. coli	Sensível	1
Klebsiella pneumonia	Bactérias multi-resistentes	2

A recorrência nos primeiros 6 meses foi observada em 3 casos.

Destes, 2 doentes apresentavam um germe multirresistente: E. coli (N=1) e Proteus mirabilis (N=1).

1.6.2 Pielonefrite aguda: 25 casos incluídos

1.6.2.1 Sinais funcionais :

- A dor lombar foi sentida em 48% dos casos.

- A dor suprapúbica foi registada em 12% dos casos.

- A hematúria foi observada em 8% dos casos.

- Apenas num caso foi observada retenção urinária aguda[1].

- Foram registadas perturbações digestivas em 3 casos (12%).

1.6.2.2 Exame físico :

- Os dados de temperatura recolhidos na admissão, antes da administração dos antibióticos, mostraram uma variação de 36 a 39,5 graus Celsius, com uma média de 37,23°C. A febre esteve presente em 28% dos casos.

- O exame físico revelou sensibilidade à tensão lombar em 32% dos casos.

- Um doente apresentou-se com retenção urinária complicada por um globo vesical.

- Um qSOFA (Quick SOFA) calculado a 2 foi objetivo em 2 doentes e calculado a 3 em 3 doentes.

- Três doentes apresentavam-se com sépsis e dois em choque sético.

1.6.2.3 Imagiologia renal :

A ecografia foi prescrita em 64% dos casos. Dezasseis por cento dos doentes apresentavam anomalias na ecografia. Estes achados incluíram :

- 2 casos de nefrite,

- 1 caso de cálculos renais não obstrutivos

- 1 caso de distensão urinária a montante de um globo vesical com ureterite que exigiu uma drenagem de emergência.

foi efectuado nem prescrito uroscan.

1.6.2.4 Biologia :

<u>**Hemograma :**</u>

Todos os doentes fizeram um hemograma:

de hemoglobina variaram de 3,6 g/dl a 14,7 g/dl, com uma média de 10,7 g/dl. Setenta e dois por cento dos doentes apresentavam anemia.

A contagem de plaquetas variou de 49.000/^L a 604.000/^L. Doze por cento dos doentes apresentavam trombocitopenia. A trombocitose estava presente em 0,08% dos casos.

A contagem de glóbulos brancos variou entre 1050/^L e 28 150/^L, com uma média de 9869/LIL. A hiperleucocitose estava presente em 28% dos casos e a leucopenia em 12%.

Os neutrófilos polinucleares (PNN) variaram de 890/lL a 20.120/lL, com uma média de 7060/lL. A polinucleose neutrofílica esteve presente em 28% dos casos e a neutropenia em 0,04%.

Os linfócitos variaram entre 590/lL e 6330/lL, com uma média de 1851/lL. A linfopenia esteve presente em 36% dos casos e a linfocitose em 0,04%.

<u>**Parâmetros inflamatórios :**</u>

Uma síndrome inflamatória biológica estava presente em 96% dos casos.

Um doente apresentava uma PCR elevada sem elevação de outros marcadores

<u>**PRC**</u>

A PCR média medida foi de 91,39 mg/l, com extremos que variaram de 15 a 346 mg/l. Cem por cento dos doentes apresentavam uma PCR elevada.

<u>**VS :**</u>

A VS média medida foi de 71,76 mm H1, com extremos variando de 18 a 150 mm H1. Noventa e quatro por cento dos doentes apresentavam uma VS acelerada.

<u>**PPE :**</u>

A eletroforese de proteínas revelou hiperalfa-globulinemia e hiperalfa2-globulinemia em 76% (N=19) dos casos cada.

<u>**Procalcitonina :**</u>

O valor médio foi de 1,16 ng/ml com um valor mínimo de 0,54 ng/ml e um máximo de 3 ng/ml. A procalcitonina superior a 2 ng/ml foi observada em 0,08% dos casos (N=2).

<u>**Função renal :**</u>

O valor médio de creatinina medido foi de 114,63 lmol/l, com extremos que variaram entre 51 e 379 lmol/l.

O valor médio de depuração medido para os doentes foi de 60,11 ml/min, com extremos que variam entre 11,86 e 121,39 ml/min.

A insuficiência renal aguda foi observada em 44% dos casos.

A insuficiência renal crónica estava presente em 11 doentes.

Os tipos de insuficiência renal são apresentados no quadro VIII.

Tabela VIII: Função renal durante a ANP

	Número Infeção NA P	Percentagem
Insuficiência renal aguda (IRA)	11	44,0%
Funcional	9	36,0%
Orgânico	7	28,0%
Obstrutivo	1	8,3%

1.6.2.5 Citologia :

A leucocitúria média foi de $269x10^3$ (desvio padrão = 373) com extremos que variaram de 0 a $1000x10^3$. A leucocitúria foi registada em 92% dos doentes.

A leucocitúria esteve ausente em 8% dos casos.

Em nossa amostra, a média de hematúria nos pacientes foi de $5x10^3$, com extremos variando de 0 a 25 x103. A hematúria microscópica foi observada em 20% dos casos.

1.6.2.6 Cultura :

Foi isolado um germe em 92% dos casos.

A cultura foi negativa em 2 doentes.

O quadro IX mostra os diferentes germes isolados durante as ANP.

Quadro IX: Germes isolados durante a pielonefrite

Cultura e germes	N	%
E. coli	13	56%
KP	4	17,3%
BGN não exato	3	13%
Proteus mirabilis	1	4,3%
Enterobacter	1	4,3%
Enterococcus faecalis	1	4,3%

E.coli: Escherichia coli, KP: Klebsiella pneumoniae, BGN: bacilos gram-negativos

1.6.2.7 Antibiograma e tipo de resistência :

Os BMRs estavam presentes em 20% dos casos.

As bactérias ESBL estavam presentes em 8% dos casos.

A penicilinase estava presente em 47,8% dos casos.

A resistência às FQs foi de 34,7%.

As bactérias eram susceptíveis em 2 casos.

Os diferentes níveis de resistência aos antibióticos dos germes isolados durante os PNA são apresentados na Figura 1.

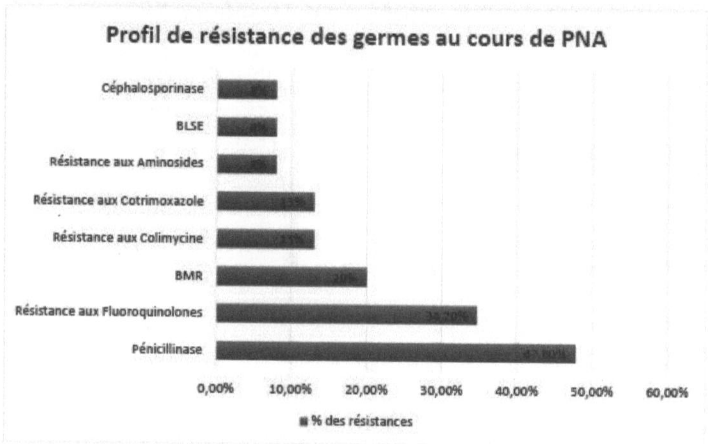

Figura 7: Padrão de resistência dos germes na pielonefrite

O perfil de resistência das estirpes de E. coli isoladas dos PNA é apresentado na Figura 7.

Perfil de resistência aos antibióticos das estirpes de Escherichia coli

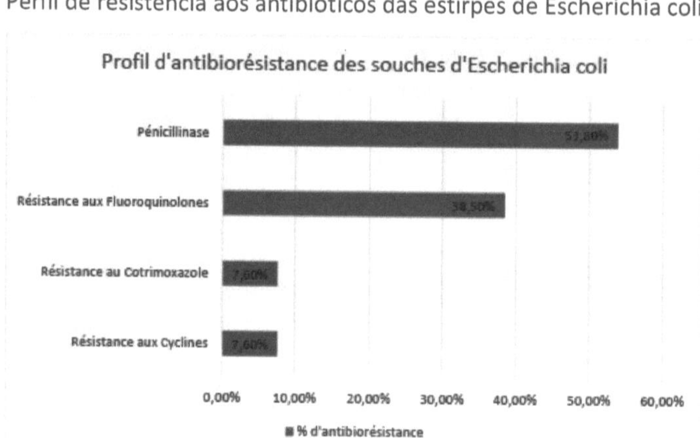

Figura 8: Perfil de resistência da Escherichia coli durante a pielonefrite

A Figura 9 mostra as taxas de resistência aos vários antibióticos das estirpes de PK isoladas durante o curso dos PNA.

Perfil de resistência da Klebsiella pneumoniae

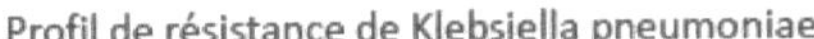

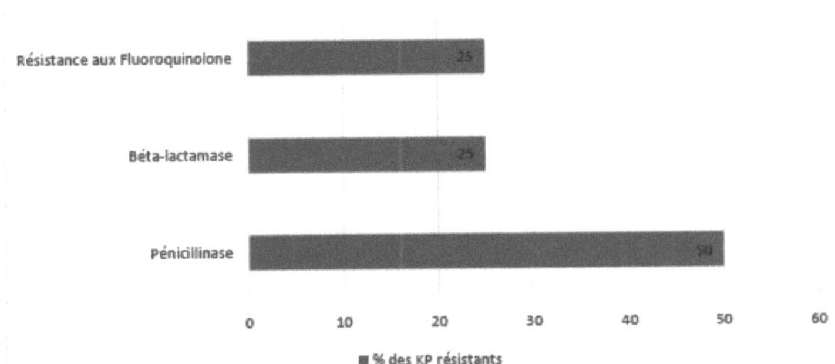

Figura 9: Perfil de resistência da Klebsiella pneumoniae na pielonefrite

1.6.2.8 Culturas de sangue :

Foi prescrita uma cultura de sangue em resposta à febre, mas a cultura foi negativa.

1.6.2.9 Tratamento :

Noventa e dois por cento (N=23) dos casos de pielonefrite aguda na nossa coorte foram tratados com antibióticos.

Foi prescrito um tratamento antibiótico, mas não foi administrado, a 2 doentes que se agravaram rapidamente do ponto de vista clínico, necessitando de tratamento noutros serviços (um serviço de cuidados intensivos médicos e um serviço de urologia).

Vinte por cento dos casos necessitaram de tratamento com C3G e gentamicina (3 casos), C3G e FQ em 1 caso e C3G e metronidazol (1 caso).

O quadro X mostra os diferentes antibióticos prescritos como tratamento de primeira linha durante a ANP.

Quadro X: Antibióticos prescritos como tratamento de primeira linha

Antibióticos	N	%
Cefalosporina de 3eme geração	17	68%
Fluoroquinolona	5	20%
Aminosídeos	3	1,2%
Amoxicilina-Ac clavulânico	1	0,4%
Imipeneme	1	0,4%
Metronidazol	1	0,4%

Foi necessária uma mudança de antibiótico de acordo com o antibiograma em 18,8% dos casos (N=3). A escalada terapêutica com imipenem em combinação com um aminoglicosídeo foi necessária em 2 doentes. A terapêutica com fluoroquinolonas foi desescalonada num doente.

O Quadro XI apresenta em pormenor os antibióticos prescritos após o teste de suscetibilidade aos antibióticos.

Quadro XI: Antibióticos prescritos após o teste de suscetibilidade aos antibióticos

Antibióticos	Número de casos
+ Aminósido de imipeneme	2
Fluoroquinolona	1

A via intravenosa foi necessária em 82% dos casos.

Vinte pacientes (80%) antibioticoterapia intravenosa sem retransmissão per os.

5 doentes receberam antibióticos orais: Cefixima em 3 casos, Ciprofloxacina e Ofloxacina em 1 caso cada.

A duração média total do tratamento com antibióticos foi de 11,71 dias, com extremos que variaram entre 6 e 31 dias.

A duração média da utilização da medida de substituição de antibióticos é de 2 dias, com extremos que variam entre 3 e 7 dias.

1.6.2.10 Evolução :

Vinte e quatro por cento dos doentes tiveram uma apresentação inicial grave: 2 casos de choque sético transferidos para os cuidados intensivos, 3 casos de sépsis (qSOFA>2) e 1 caso de distensão urinária num globo vesical que exigiu uma drenagem urinária de urgência num serviço de urologia.

A apirexia estável, o desaparecimento das dores lombares e dos sinais urinários foram obtidos nas primeiras 48 horas em 95,5% dos casos.

Obteve-se uma melhoria da síndrome inflamatória biológica no D5 do início da terapia antibiótica em 86,4% dos doentes.

A ECBU de controlo no 7º dia de TBA foi negativa em 12 doentes.

 dos doentes teve uma recidiva precoce no prazo de 6 meses.

1.6.3 Particularidades da ITU com BMR e ESBL:

As Enterobacteriaceae foram os germes mais frequentemente isolados, tanto na cistite como na ANP, em 83,5% dos doentes. O germe mais frequentemente isolado E. coli em 50,7% dos casos, seguido da KP em 19%.

A resistência a pelo menos um antibiótico foi observada em 77,6% dos doentes.

Considerando todos os tipos de ITU em conjunto, a BMR estava presente em mais de um quarto dos casos e a ESBL em 13%. A E. coli foi a bactéria secretora de BMR e de ESBL mais frequente, seguida da KP.

A Tabela XXIV mostra os germes isolados durante todas as ITUs na nossa coorte.

Quadro XXIV: Diferentes bactérias multirresistentes e bactérias que segregam beta-lactamases de espetro alargado isoladas durante infecções do trato urinário

	BMR	ESBL
Total	27,4% (N=17)	12,9% (N=8)
E. coli	58,8% (N=10)	37,5% (N=3)

Klebsiella pneumoniae	11,76% (N=2)	25% (N=2)
BGN não especificado	11,76% (N=2)	12,5% (N=1)
Enterobacter	5,8% (N=1)	12,5% (N=1)
Enterobacter cloacae	-	12,5% (N=1)
Enterococcus saprophiticus	5,8% (N=1)	-
Enterococcus	5,8% (N=1)	-

E.coli: Escherichia coli, GNB: bacilos gram-negativos, MRB: bactérias multirresistentes, ESBL: bactérias secretoras de beta-lactamases de espetro alargado.

A associação de multirresistência mais frequente foi entre betalactam e FQ, com 94%, seguida de betalactam e Sulfametoxazol-Trimetroprime, com 52,9%, e depois betalactam e ciclinas, com 29,4%.

A associação entre a resistência aos betalactâmicos e aos aminoglicosídeos foi de 17,6%.

1.7 Perfil de resistência de E. coli :

A E. coli foi o germe mais frequentemente isolado durante a cistite e a PNA.

A resistência às amoxicilinas foi a mais frequente, com 64,7%, seguida da amoxicilina-ácido clavulânico, com 57%.

de E. coli ESBL representaram 8,8%.

A Figura 10 mostra a resistência aos antibióticos das estirpes de E. coli isoladas durante a cistite e a ANP.

Perfil de resistência das estirpes de Escherichia Coli

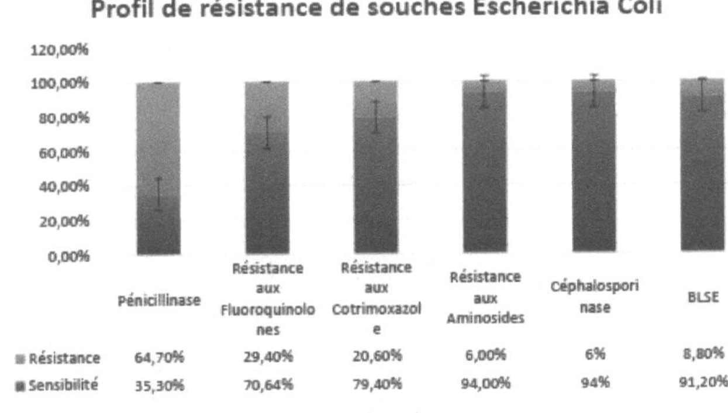

Figura 10: Resistência aos antibióticos das estirpes de E. coli isoladas durante a ANP e a cistite

1.8 Perfil de resistência da Klebsiella pneumoniae :

A KP ocupa o 2º lugar entre os germes mais frequentemente isolados, BMR e bactérias secretoras de ESBL na cistite e PNA.

A resistência à amoxicilina e ao ácido clavulânico foi a mais comum, com 57,2%.

O número de estirpes secretoras de ESBL foi de 14,3%.

A Figura 11 mostra o perfil de resistência aos ATB do KP durante as ITU (cistite e PNA).

Perfil de resistência aos antibióticos das estirpes de Klebsiella pneumoniae

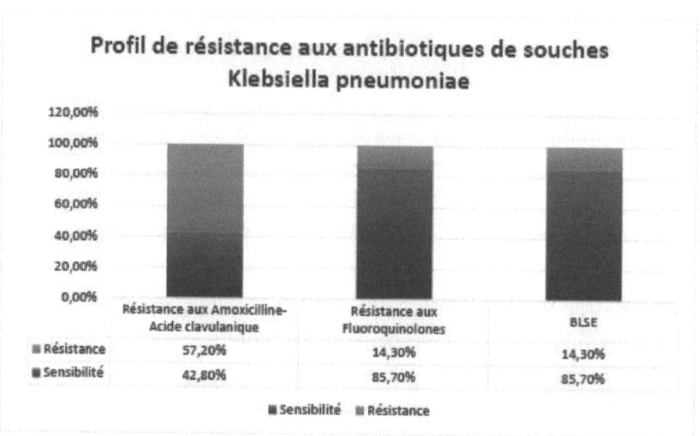

Figura 11: Resistência aos antibióticos de estirpes de Klebsiella pneumoniae em pielonefrite e cistite.

2 Estudo analítico :

2.1 Associação entre a resistência aos germes e o terreno

2.1.1 Resistência aos ATBs :

Não encontrámos uma relação estatisticamente significativa entre a idade e o terreno e a resistência aos antibióticos.

Quadro IIII: Associação entre a resistência aos ATB e o terreno

		Resistência e ATB		OU	P
		Não	Sim		
Idade		58,31	59,98		NS
Microalbuminúria/Proteinúria		0	1,54		NS
Hipertensão arterial	Não	9	19	3,079	NS
	Sim	4	26		
Diabetes	Não	8	18	2,400	
	Sim	5	27		NS
Complicações da diabetes	Não	10	26	2,436	NS
	Sim	3	19		
Nefropatia diabética	Não	12	37	2,595	
	Sim	1	8		NS
Fumar	Não	10	43	0,155	NS

		Sim	3	2		
Insuficiência insuficiência renal crónica	Não	10	29	1,839	NS
	Sim	3	16		
Insuficiência renal grave com CL inferior a 30	Não	11	39	1,692	NS
	Sim	1	6		
Anomalias de árvore urinário	Não	11	41	1,073	NS
	Sim	1	4		
Imunodepressão	Não	8	30	0,800	NS
	Sim	5	15		
Doenças auto-imunes	Não	7	28	0,708	NS
	Sim	6	17		
Imunossupressor	Não	11	40	0,688	NS
	Sim	2	5		
Corticóides	Não	10	35	0,857	NS
	Sim	3	9		
História de cateterização urinária recente	Não	12	42	0,778	NS
	Sim	0	2		
Bexiga neurológica	Não	10	42	0,159	NS
	Sim	3	2		
Intervenção urológico recente	Não	13	41	0,627	NS
	Sim	0	2		

2.1.2 Bactérias multi-resistentes :

Encontrámos uma relação estatisticamente significativa entre a nefropatia diabética e a resistência bacteriana (p=0,013).

Os doentes com nefropatia diabética têm 7 vezes mais probabilidades de contrair bactérias multi-resistentes (Odds ratio =7,091).

Quadro XIII: Associação entre bactérias multi-resistentes e terreno

		Bactérias multi resistente			
		Não	Sim	OU	P
Idade		60,55	56,88		NS
Microalbuminúria/Proteinúria		1,56	0,04		NS
Hipertensão arterial	Não	21	8	1,125	NS
	Sim	21	9		
Diabetes	Não	22	5	2,640	NS
	Sim	20	12		
Complicações da diabetes	Não	28	9	1,778	NS
	Sim	14	8		

Nefropatia diabética	Não	39	11	**7,091**	NS
	Sim	3	6		
Fumar	Não	37	16	0,463	NS
	Sim	5	1		
Insuficiência insuficiência renal crónica	Não	29	11	1,217	NS
	Sim	13	6		
Insuficiência renal grave com LC inf 30	Não	36	15	0,960	NS
	Sim	5	2		
Anomalias de árvore urinário	Não	38	15	1,689	NS
	Sim	3	2		
Imunodepressão	Não	27	12	0,750	NS
	Sim	15	5		
Doenças auto-imunes	Não	25	11	0,802	NS
	Sim	17	6		
Imunossupressor	Não	35	17	0,673	NS
	Sim	7	0		NS
Corticóides	Não	32	14	0,762	NS
	Sim	9	3		
	Sim	1	0		

2.1.3 Bactérias que segregam beta-lactamase :

Encontrámos uma relação estatisticamente significativa entre as anomalias do trato urinário e as bactérias secretoras de beta-lactamase (p=0,016).

Os doentes com anomalias do trato urinário têm 14 vezes mais probabilidades de ter uma infeção do trato urinário com bactérias secretoras de BLSE (Odds ratio =14,4).

Quadro XIV: Associação entre bactérias secretoras de beta-lactamase e terreno

	Bactérias secretoras de lactamas Não	e de beta e Sim	OU	P
Idade	60,61	52,38		NS
Microalbuminúria/Proteinúria §	1,04	2		NS
Hipertensão arterial	Não	25	4	NS	NS
	Sim	26	4		
Diabetes	Não	23	4	NS	NS

	Sim	28	4		
Complicações da diabetes	Não	32	5	NS	NS
	Sim	19	3		
Nefropatia diabética	Não	43	7	NS	NS
	Sim	8	1		
Acidentes vascular cerebral	Não	45	6	NS	NS
	Sim	6	2		
Doença das artérias coronárias	Não	46	8	NS	NS
	IDM	5	0		
	IC	0	0		
Fumar	Não	45	8	0,849	NS
	Sim	6	0		
Insuficiência insuficiência renal crónica	Não	36	4	0,240	NS
	Sim	15	4		
Insuficiência renal grave com CL inferior a 30	Não	43	8	0,843	NS
	Sim	7	0		
Anomalias de árvore urinário	Não	48	5	**14,400**	**0,016**
	Sim	2	3		
Imunodepressão	Não	34	5	1,200	NS
	Sim	17	3		
Doenças auto-imunes	Não	31	5	0,930	NS
	Sim	20	3		
Imunossupressor	Não	45	7	1,071	NS
	Sim	6	1		
Corticóides	Não	41	5	2,733	NS
	Sim	9	3		

2.1.4 Resistência às fluoroquinolonas (FQ):

Encontrámos uma relação estatisticamente significativa entre a hipertensão arterial (HA) e a resistência à FQ (p=0,024).

Os doentes com hipertensão tinham 4 vezes mais UIL com um germe resistente à FQ (Odds ratio = 4,167).

Tabela IV: Associação entre a resistência à FQ e o terreno

		Resistência em FQ Não	Sim	OU	P
Idade		58,65	61,75		NS
Microalbuminúria/Proteinúria		1,40	0,50		NS
Hipertensão arterial	Não	25	4	**4,167**	**0,024**
	Sim	18	12		

Diabetes	Não	22	5	2,305	NS
	Sim	21	11		
Complicações da diabetes	Não	29	8	2,071	NS
	Sim	14	8		
Nefropatia diabética	Não	38	12	0,585	NS
	Sim	5	4		
Acidentes vascular cerebral	Não	37	14	0,159	NS
	Sim	6	2		
Doença das artérias coronárias	Não	38	16	2,033	NS
	IDM	5	0		
	IC	0	0		
Fumar	Não	38	15	0,507	NS
	Sim	5	1		
Insuficiência insuficiência renal crónica	Não	32	8	2,909	NS
	Sim	11	8		
Insuficiência renal grave com CL inferior a 30	Não	38	13	2,192	NS
	Sim	4	3		
Anomalias de árvore urinário	Não	39	14	1,857	NS
	Sim	3	2		
Imunodepressão	Não	26	13	0,353	NS
	Sim	17	3		
Doenças auto-imunes	Não	24	12	0,421	NS
	Sim	19	4		
Imunossupressor	Não	36	16	0,692	NS
	Sim	7	0		
Corticóides	Não	32	14	0,457	NS
	Sim	10	2		
	Sim	1	1		

FQ: Fluroquinolonas

2.2 Relação entre a resistência dos germes e a terapêutica antibiótica anterior: Para o 1º episódio

2.2.1 Resistência a pelo menos um ATB :

Não foi encontrada qualquer relação estatisticamente significativa entre a utilização antibióticos nos 6 meses anteriores à infeção urinária e a resistência dos germes da infeção atual a pelo menos uma família de ATBs.

Não houve uma relação estatisticamente significativa entre a hospitalização recente nos últimos 6 meses e a resistência dos germes no episódio atual de IU.

Tabela XVI: Associação entre a resistência ao TBA e a terapia antibiótica preliminar

		Resistência A ATB		OU	P
		Não	Sim		
História da BMR	Não	11	34	3,235	NS
	Sim	1	10		
FQ no prazo de 6 meses	Não	12	39	1,846	NS
	Sim	1	6		
Hospitalização recente	Não	0	4	1,317	NS
	Sim	13	41		

BMR: bactérias multi-resistentes, FQ: fluoroquinolonas

2.2.2 Bactérias multi-resistentes :

Não houve uma relação estatisticamente significativa entre a infeção atual do trato urinário por bactérias multirresistentes e a infeção anterior por BMR.

Não foi encontrada qualquer relação estatisticamente significativa entre a utilização antibióticos ou a hospitalização nos 6 meses anteriores à infeção urinária e a resistência dos germes da infeção atual.

Quadro XVII: Associação entre bactérias multi-resistentes (MRB) e terapêutica antibiótica prévia

		Bactérias resistentes Não	múltiplo Sim	OU	P
História da BMR	Não	35	11	2,652	NS
	Sim	6	5		
FQ no prazo de 6 meses	Não	37	15	0,987	NS
	Sim	5	2		
Hospitalização recente	Não	2	2	0,375	NS
	Sim	40	15		
Outros Antibióticos no prazo de 6 meses	Não	41	15		NS
	Sim	0	0		

BMR: bactérias multi-resistentes, FQ: fluoroquinolonas

2.2.3 Bactérias que segregam beta-lactamase :

Encontrámos uma ligação significativa entre os antecedentes da TMB e a infeção do trato urinário por bactérias que segregam beta-lactamase de espetro alargado (p=0,001).

Verificámos que os doentes com antecedentes de BMR tinham 11,944 vezes mais secreção de beta-lactamase (Odds ratio =11,944).

Quadro XVIII: Associação entre bactérias secretoras de beta-lactamase e tratamento preliminar com antibióticos

	Beta la< Não	secretante :tamase	OU	P

			Sim		
História da BMR	Não	43	3	**11,944**	**0,001**
	Sim	6	5		
FQ no prazo de 6 meses	Não	46	6	3,067	NS
	Sim	5	2		
Hospitalização recente	Não	4	0	1,170	NS
	Sim	47	8		
Profilaxia antibiótica	Não	49	7		NS
	Sim	0	0		

BMR: bactérias multi-resistentes, FQ: fluoroquinolonas

2.2.4 Resistência às fluoroquinolonas (FQ) :

Na nossa série, não se verificou uma relação estatisticamente significativa entre a terapêutica antibiótica prévia, especialmente a terapêutica com fluoroquinolonas, e a infeção do trato urinário por bactérias resistentes à FQ.

Tabela VIX: Associação entre resistência à FQ e terapia antibiótica preliminar

		Resistência a a FQ		OU	P
		Não	Sim		
História da BMR	Não	36	10	3	NS
	Sim	6	5		
FQ no prazo de 6 meses	Não	38	14	1,086	NS
	Sim	5	2		
Hospitalização recente	Não	3	1	1,125	NS
	Sim	40	15		
Profilaxia antibiótica	Não	41	15		NS
	Sim	0	0		

BMR: bactérias multi-resistentes, FQ: fluoroquinolonas

2.3 Relação entre a gravidade da infeção e a resistência aos antibióticos :
2.3.1 Resistência ATB :

Encontrámos uma relação estatisticamente significativa entre o tipo de infeção (cistite ou ANP) e a resistência aos ATB (p=0,030).

Não houve relação estatisticamente significativa entre a resistência aos antibióticos e a gravidade do quadro clínico inicial (sépsis ou choque sético) ou complicações (ocorrência subsequente de choque sético, ANP enfisematoso, pionefrose e abcesso renal) na nossa série.

Quadro XX: Associação entre a gravidade infeção e a resistência aos ATB

		Resistância ATБ		OU	P	
		Não	Sim			

Sepultura	Não	13	43	0,768	0,439
	Sim	0	2		
Choque sético (grave)	Não	13	44	0,772	0,588
	Sim	0	1		
Guerrilha	Não	2	5	1,418	0,698
	Sim	11	39		
Complicações	Não	13	43	0,768	0,439
	Sim	0	2		
Complicações durante o tratamento	Não	13	44	0,772	0,588
Infeção	Cistite	6	30		**0,030**
	NAP	4	14		

PNA: pielonefrite aguda

2.3.2 Resistência FQ :

Não se verificou uma relação estatisticamente significativa entre a gravidade da infeção e a resistência à FQ.

Quadro XXI: Associação entre a gravidade infeção e a resistência à FQ

		FQ resistente Não	ince Sim	OU	P
Sepultura	Não	43	14	0,246	NS
	Sim	0	2		
Estado de choque sético (grave)	Não	43	15	0,259	NS
	Sim	0	1		
Guerrilha	Não	6	2	1,167	NS
	Sim	36	14		
Complicações	Não	42	15	2,800	NS
	Sim	1	1		
Complicações durante o tratamento	Não	42	16	0,724	NS
Infeção	Cistite	29	7		NS
	NAP	11	8		

PNA: pielonefrite aguda

2.3.3 Bactérias multi-resistentes :

Não foi encontrada uma relação estatisticamente significativa entre a gravidade da infeção e a infeção do trato urinário com bactérias multi-resistentes.

Quadro XXII: Associação entre a gravidade infeção e a multi resistente

		Bacteri resistai	e multi ite	OU	P
		Não	Sim		
Sepultura	Não	40	17	0,702	NS
	Sim	2	0		
Estado de choque sético (grave)	Não	41	17	0,707	NS
	Sim	1	0		
Guerrilha	Não	6	2	1,167	NS
	Sim	36	14		
Complicações	Não	41	16	2,563	NS
	Sim	1	1		
Complicações durante o tratamento	Não	42	16	0,276	NS
Infeção	Cistite	25	11		NS
	NAP	14	5		

PNA: pielonefrite aguda

2.3.4 Bactérias que segregam beta-lactamase :

Não se verificou uma relação estatisticamente significativa entre a gravidade da infeção e as ITU com ESBL na nossa série.

Quadro XXIII: Associação entre a gravidade infeção e as bactérias secretor de beta-lactamase

		Bacteri secretan beta lac	e ite de tamase	OU	P
		Não	Sim		
Sepultura	Não	49	8	0,860	NS
	Sim	2	0		
Estado de choque sético (grave)	Não	50	8	0,862	NS
	Sim	1	0		
Guerrilha	Não	6	2	0,409	NS
	Sim	44	6		
Complicações	Não	49	8	0,860	NS
	Sim	2	0		
Complicações	Não	50	8	0,862	NS

durante o tratamento					
Infeção	Cistite	31	5		NS
	NAP	16	3		

PNA: pielonefrite aguda

5 Discussão

A IU em adultos é um verdadeiro problema de saúde pública. Tem um grande impacto na morbilidade e na mortalidade, com 236 790 mortes e 520 200 DALYs (Disability-Adjusted Life Years) em todo o mundo [11]. As IU têm também um impacto negativo na psicologia e nas relações dos doentes, tanto íntimas como sociais, levando a uma redução da qualidade de vida, particularmente nas mulheres [12,13]. Devido à anatomia feminina, as infecções do trato urinário (ITU) são mais comuns nas mulheres [14].

O diagnóstico nem sempre é direto. A cultura de urina é considerada o padrão de ouro para o diagnóstico das ITU. No entanto, em cerca de um terço dos casos, não se obtém uma cultura positiva, e tornou-se cada vez mais claro que as bactérias podem estar presentes na bexiga saudável [15].

A família Enterobacteria é predominante nas ITU com uma prevalência de 89%, dominada por E. coli com 67% numa série tunisina de 2019 a 2020 e 80% numa série marroquina de 2006 a 2008 [16, 17].

Realizámos um estudo retrospetivo, descritivo e monocêntrico dos doentes internados no Serviço de Medicina Interna do Hospital Razi entre janeiro de 2016 e agosto de 2023.

Sessenta e sete pacientes foram incluídos no nosso estudo. A idade média dos pacientes foi de 59 anos, com extremos entre 17 e 93 anos.

Registámos 37 casos de cistite e 25 casos de PNA. Os bacilos Gram-negativos foram isolados em 83,58% dos casos e os cocos Gram-positivos em 7,46%. A E. coli foi o germe mais frequentemente isolado, com 50,7%, seguida da Klebsiella pneumoniae, com 20,9%. Os antecedentes médicos mais frequentes foram a diabetes (55%) com complicações (36%), a hipertensão (48%), a dislipidemia (46%), a DRC (34%) e a imunodepressão (34%). Um fator de risco BMR estava presente em 19% dos casos.

As BMR estavam presentes em 25% dos casos e as bactérias secretoras de ESBL em 12%. As BMR e as ESBL mais frequentemente isoladas foram E. coli em 59% e 37% dos casos, respetivamente, seguidas de KP em 12% e 25%, outros BGN e, por último, cocos gram-positivos (Tabela 10).

A associação mais frequente de resistência múltipla foi entre betalactam e FQ (94%), seguida de betalactam e cotrimoxazol (52,9%). Onze pacientes (16,4%) eram resistentes a 3 ou mais famílias de antibióticos, com resistência máxima em 6 famílias.

Para a cistite, o antibiótico probabilístico mais frequentemente prescrito foi a FQ em 32% dos casos, seguida das cefalosporinas em 30% e da fosfomicina em 16% dos casos.

As cefalosporinas (C3G) foram prescritas para a pielonefrite em 68% dos casos, a FQ em 20% e os aminoglicosídeos em 1,2% dos casos.

De acordo com o antibiograma, foi necessária uma escalada da terapêutica em 1 caso de cistite e 2 casos de ANP.

Uma boa evolução clínica e biológica após um tratamento antibiótico inicial eficaz, ou após um ajuste terapêutico nas primeiras 48 horas, foi observada em 86% dos casos de cistite e em 95% dos casos de pielonefrite.

Na nossa série, foi encontrada uma relação entre o terreno e a resistência aos antibióticos em :

- doentes com nefropatia diabética (risco 7 vezes maior de contrair uma BMR)

- doentes com uma anomalia do trato urinário (risco 14 vezes maior de desenvolver uma infeção do trato urinário com um germe secretor de ESBL).

- doentes com história de infeção por BMR (12 vezes mais probabilidade de ter uma infeção secreta do trato urinário por SSBL).

1. Pontos fortes e limitações:

1.1 Tipo de estudo :

Trata-se de um estudo retrospetivo, monocêntrico, que oferece uma oportunidade única para analisar as caraterísticas e a evolução da infeção do trato urinário em cada doente durante um período de tempo bem definido.

No entanto, este estudo baseia-se na recolha de dados de registos médicos em papel. Este facto expõe o estudo a um viés de seleção e ao risco falta de informação.

Para estudar melhor a causa e o efeito, é necessário efetuar um estudo prospetivo.

1.2 Amostras :

Tivemos acesso 62 registos de doentes hospitalizados por infeção do trato urinário, incluindo 37 casos de cistite e 25 casos de pielonefrite.

A amostra é limitada e está sujeita a um viés de seleção. O pequeno número não dá uma ideia geral do perfil bacteriológico das infecções do trato urinário em toda a região. Este facto limita o poder da análise estatística.

1.3 Hospitais :

O nosso estudo permite-nos avaliar o comportamento hospitalar dos doentes infecções do trato urinário.

No entanto, a extrapolação para a população em geral torna-se difícil, especialmente no caso das infecções do trato urinário adquiridas na comunidade, sobretudo devido exclusão dos doentes atendidos em ambulatório. Por conseguinte, a amostra não aleatória não é muito representativa.

1.4 Duração do estudo :

Um período de 7 anos, de 2016 a 2023, dá-nos um longo caminho a percorrer para determinar tendência exacta.

1.5 Bacteriologia :

Não dispomos da Concentração Inibitória Mínima (CIM) nos antibiogramas fornecidos pelo laboratório.

2. Caraterísticas da infeção do trato urinário :
2.1 Idade :

Na nossa série, a idade média foi de 59 anos, com extremos que variaram de 17 a 92 anos. A incidência de infecções do trato urinário foi superior a 42% nos doentes com mais de 64 anos, com uma frequência de 21% nos doentes com 75 anos ou mais.

Foi estabelecido que a incidência de IU aumenta com a idade, afectando 10 a 20% das pessoas com idades compreendidas entre os 65 e os 70 anos, e 20 a 30% após os 80 anos [18].

Isto é explicado pela menopausa devido à deficiência de estrogénio [19], co-morbilidades, a frequência da incontinência urinária que afecta 38-73% das mulheres com mais de 60 anos [20], e a diminuição dos níveis de proteína Tamm-Horsfall urinária (proteínas cujo papel é inibir a multiplicação e a adesão de bactérias) com a idade [21, 22].

2.2 Comorbilidades:

Entre os nossos doentes, a diabetes tipo 2 estava presente em 59% e a hipertensão arterial em 51%. A doença autoimune foi observada em 37% dos doentes, com 12% a tomar imunossupressores e 21% a tomar corticosteróides na altura do diagnóstico da ITU. A diabetes e a imunodepressão são consideradas factores de risco ITU. A ITU em mulheres diabéticas é frequente, com uma prevalência de 14% numa série marroquina de El Aziz S et al e de 38% numa série tunisina de Affes et al, devido à presença de glicosúria, função neutrofílica defeituosa e aumento da adesão às células uroepiteliais. [23, 24, 25].

2.3 Factores de risco para bactérias multi-resistentes:

Os factores de risco para a BMR na nossa série incluem

-Antibióticos tomados nos últimos 6 meses: 12%.

-Histórico de IU com BMR: 19

-Hospitalização prévia nos 6 meses: 27%.

Estudos realizados na Tunísia (Dr. Saada et al., Dr. Chakroun et al.) e na Argélia (Dr. Kalla et al.) demonstraram uma associação significativa entre a terapêutica antibiótica prévia, os dispositivos invasivos, a hospitalização recente e a infeção por BMR[26,27,28].

Num estudo analítico, verificou-se que os doentes com nefropatia diabética tinham 7 vezes mais probabilidades de desenvolver infecções do trato urinário multi-resistentes. Este facto é explicado por uma maior aderência bacteriana facilitada pela hipocontratilidade da bexiga (neuropatia autonómica) e pela diminuição da secreção de citocinas em associação com a glicosúria, sendo todos estes factores explicados pela própria diabetes. Um estudo tunisino realizado pelo Dr. Saada et al , estabeleceu uma relação entre as comorbilidades, incluindo a diabetes, e a presença de BMR com uma prevalência de diabéticos de 59,4 % (n = 66, IC95% :

0,50-0,68) entre 111 infeções por BMR hospitalizadas de 2013 a 2019[26]. No entanto, este facto não foi demonstrado num estudo argelino realizado pelo Dr. Kalla et al [28].

Estes dois estudos encontraram uma associação significativa entre antibioticoterapia prévia, dispositivos invasivos, hospitalização recente e infeção por BMR[26,28].

As anomalias do trato urinário conferem um risco 14 vezes maior de desenvolver uma ITU ESBL e um risco 4 vezes maior de desenvolver uma ITU resistente à FQ. As anomalias do trato urinário são, elas próprias, um fator de risco para o desenvolvimento de infecções recorrentes do trato urinário, aumentando assim o risco de resistência aos antibióticos. Tanto quanto é do nosso conhecimento, nenhum estudo explorou ainda o nexo de causalidade e a correlação entre a presença de anomalias do trato urinário e a ITU por BMR.

- Na nossa série, uma história de infeção por BMR confere um risco 12 vezes maior de desenvolver infeção do trato urinário por ESBL, semelhante a um estudo americano realizado pelo Dr. Anesei et al. que concluiu que a presença de bactérias ESBL numa cultura anterior era um fator de risco independente para a infeção por ESBL (aOR, 12,75; P < 0,001) [29].

-Não houve uma correlação significativa entre a gravidade da infeção do trato urinário e a resistência aos germes.

2.4 Caraterísticas do episódio infecioso :

Registámos 37 casos de cistite aguda (60%) em comparação com 25 casos de PNA (40%), o que é consistente com a literatura. A cistite foi mais frequente do que a pielonefrite, com 56% de cistite em comparação com 43% de pielonefrite na série tunisina do Dr. Ferjani et al, e 51,2% de cistite em comparação com 21,2% de pielonefrite na série do Dr. Essafi et al [30,31]. Foi estimado um rácio de 18 a 18 episódios de cistite para 1 episódio de pielonefrite [32].

2.4.1 Sinais funcionais e exame físico :

- Cistite :

No nosso estudo, os sinais mais frequentes foram o ardor urinário (32%), seguido imperiose (19%), perdas urinárias (13%), polaquiúria (11%) e, menos frequentementehematúria (8%). Todos os doentes apresentavam um exame clínico normal, com uma temperatura média de 36,9°C. A presença de sinais irritação da bexiga em 48% dos casos de cistite, de ardor miccional em 50% e de polaciúria em 42% foi registada na série tunisina do Dr. Rachdi et al, Hopital La Rabta[33] . O Dr. Kaim et al notaram a presença de ardor miccional como o sinal mais frequente com 38%, seguido de disúria com 5,7%, enquanto a polaciúria estava ausente num estudo argelino datado de 2020 [34]. De acordo com estudos efectuados em doentes com cistite, a presença de disúria associada a urgência, mesmo na ausência de corrimento vaginal e de sinais irritação da bexiga, é 90% preditiva de cistite aguda

[35].

- NAP :

O sinal clínico mais frequente foi a dor lombar (48%), seguida da dor suprapúbica e de perturbações digestivas em 12% do nosso grupo. A febre foi observada em 28% dos casos, enquanto a sensibilidade ao abanão lombar foi registada em 32% dos casos. O estudo do Dr. Rachdi encontrou dor lombar em 6/50, sinais digestivos em 6/50 e sinais gerais em 13/50 [33]. O estudo de Sfax efectuado pelo Dr. Ben Jemaa revelou dor lombar em 80% dos casos, dor abdominal em 17,6%, sinais digestivos em 35% e febre em 72% dos casos [36]. Numa série marroquina, no Hospital Universitário Ibn Rochd em Casablanca, realizada pelo Dr. Bourquia, a dor lombar foi registada em 41% dos casos, a dor pélvica em 3%, problemas digestivos em 21% e febre em 34%[37].

2.4.2 Imagiologia:

- Cistite: Na nossa coorte, foram realizados 10 exames de ultrassom em pacientes com diabetes ou insuficiência renal que eram normais. De acordo com as recomendações da SPILF 2017, não há indicação de exames de imagem durante a cistite aguda simples. É recomendada se houver suspeita de retenção urinária ou em casos de cistite recorrente [38, 39,40].

- ANP: A ecografia só é recomendada para a ANP simples se houver uma evolução desfavorável após 3 dias. Um uroscanner ou, na sua falta, uma ecografia é recomendada para a PNA com risco de complicação (SPILF 2017) [38,39]. No entanto, alguns estudos recomendam a ecografia ou mesmo um uroscanner para todos os casos de PNA [40].

2.4.3 Biologia :

- Cistite: A nossa série prova a inutilidade das análises sanguíneas quando o hemograma e os marcadores inflamatórios são normais. As análises de sangue não são recomendadas durante a cistite, segundo as recomendações HAS-SPILF 2021. A nossa série prova a inutilidade das análises de sangue quando o hemograma e os marcadores inflamatórios são normais.

- ANP: A nossa série mostrou uma hiperleucocitose predominantemente neutrofílica em 28% dos casos. A leucopenia foi registada em 12% dos casos, com neutropenia e linfopenia em 0,04% e trombopenia em 12% dos casos. Recomenda-se a realização de um exame da PCR e de um exame renal (+/- hemograma) para todos os casos de ANP com risco de complicação, de acordo com as recomendações do HAS-SPILF 2021. Não se recomenda a realização de um exame sistemático para todos os casos de ANP simples [39].

2.4.4 Citologia :

Cistite: Leucocitúria positiva; definida como mais de 1000 EB/ml ou 10EB/mm3; em 91% dos casos na nossa série. Na literatura, a leucocitúria tem uma sensibilidade relatada de 90% a 96% e uma especificidade de 47% a 50% quando associada a sintomas urinários [42]. A ausência de leucocitúria pode excluir a cistite se a probabilidade pré-teste for baixa [43].

ANP: A leucocitúria foi registada em 76% dos doentes com ANP e a hematúria em 20% dos casos. A leucocitúria foi encontrada em 77,5% dos doentes numa série coreana do Dr. Song et al [19], que encontrou uma correlação negativa entre a ausência de leucocitúria e o uso prévio de antibióticos, com um risco de 75,1%. A hematúria pode estar presente na ANP, mas outras causas devem ser consideradas, como litíase urinária ou complicações [45].

2.4.5 Cultura :

O BGN foi isolado em 83,5% dos doentes. O germe mais frequentemente isolado E. coli com 50,7% na nossa série, contra uma prevalência entre 62% e 71% na Tunísia e entre 53 e 76% nos países do Norte de África (ver quadro XXIV), seguida da KP (20,9% contra uma prevalência, de acordo com as séries, entre 6,3% e 29,9%), Proteus mirabilis e Cocos gram positivos. Os microrganismos mais comuns nas ITUs E. coli (50%), seguida da KP e depois de outros BGNs numa série francesa do Dr. Lafforest et al [57]. Na série do Dr. Savoye-Rossignol, a E. coli foi a principal causa com 83%, seguida do Proteus mirabilis com 4% e do KP com 2,1% [58]. Da mesma forma, uma série de 26 laboratórios franceses mostrou que a E. coli foi o germe mais frequente (72%), seguido de KP (9,75%), Proteus mirabilis (5,8%) e Enterobacter cloacae (2,9%), o que é semelhante à nossa série [59].

O quadro XXIV apresenta os diferentes germes isolados em estudos efectuados em países do Norte de África.

Quadro XXIV: Perfil bacteriológico das infecções do trato urinário de acordo com os estudos

Autores de germes	E coli (%)	KP (%)	Proteus mirabilis (%)	Enterobacter (%) / E. cloacae (%)	Outros BGN(%)	Enterococcus (%)	E. faecalis (%)	S. Saprófitas (%)
Larabi [46] Tunísia 1996-1998	69,5	9,3	4,7	-/ 2,2	2,8	-	1,3	4,9
Toumi [47] 2009-2013 Monastir	56,7	29,9	4,47	-/ 4,47	4,47	-	-	-
Ben Jmaa [36] Sfax 2012	61	20	2,2	3 / -	Pseudomonas=2 ,2	-	0,8	0,4
Aouf [48] Argel 2010-2012	66,15	11,96	5,42	2,08/ -	-	-	-	-
Guermazi-Toumi [49] Sul de o tunísia 2015-2016	62	10,9	2,63	2,6/ 0,33	-	-	-	-
Mohamed [50] Líbia 2016	55,6	16,3	6,3	-/ 2,5	Pseudomonas=5,6	-	-	-
Ait mimoune [51] Argélia 2019	24,44	6,3	3,33	-	Pseudomonas: 5,92 Acinetobacter 0,74	1,48	-	1,11
Jaoua [52] Ben Arous 2012-2019	66,3	13,7	3,8	-/ 1,8%				

Hamamouchi [53] Marrocos 2018-2020	68	23	-	-	9	-	-	-
Brahimi [54] Argélia 2018-2020	53	21	13	-	Pseudomonas=5	3	-	5
Ben Ashur [55] Líbia 2020	55,68	20,46	9,09	-	Pseudomonas: 10.23	1,81		
Benmoumou [56] Argélia 2021	76	13	13	-	-	-	-	-
A nossa série Tunísia 2014-2023	50,7	20,9	3	1,5/ 3	4,4	3	1,5	1,5

E. coli: Esherchia coli, KP: Klebsiella pneumoniae, BGN: bacilo gram-negativo, E. feacalis: Enterococcus faecalis, S. saprophytucus: Staphylococcus saprophyticus

2.4.6 Resistência aos antibióticos :

Na nossa coorte, isolámos uma BMR em 27% e bactérias secretoras de ESBL em 13%. As espécies secretoras de ESBL eram enterobactérias (E. coli seguida de Klebsiella pneumoniae, outras BGN). A epidemiologia dos germes secretores de beta-lactamase que causam ITU foi dominada por enterobactérias, sendo a E. coli responsável por 65,2% numa série tunisina do Dr. Bougossa et al, 62% na série do Dr. Marrakechi et al [60, 61], e as bactérias secretoras de ESBL por 7% na série do Dr. Aouf et al e 10,5% no estudo do Dr. Hamamouchi. Na série argelina (Dr. Aouf et al) e na série marroquina (Dr. Hamamouchi), a Klebsiella pneumoniae foi a mais comum com 21,5% e 36,1%, seguida da E. coli com 4,65% e 3,3%, ao contrário da nossa série com E. coli (37,5%) seguida da Klebsiella pneumoniae (25%) [48,53].

A associação mais frequente de multirresistência foi a resistência aos betalactâmicos com FQ em 94% (N=16), seguida da resistência aos betalactâmicos com sulfametoxazol-trimetroprime em 52,9% (N=9), depois a resistência aos betalactâmicos com ciclinas em 29,4% (N=8). A associação entre a resistência aos betalactâmicos e os aminoglicosídeos foi de 17,6% (N=3). Um estudo marroquino efectuado pelo Dr. Benaissa et al encontrou uma taxa mais baixa de co-resistência de betalactâmicos com FQs em 79%, mas uma taxa mais elevada de co-resistência de betalactâmicos e sulfametoxazol-trimetroprime em 65% [62].

2.4.6.1 Perfil de resistência de E. coli

Penicilina

A Escherichia coli durante as infecções do trato urinário é resistente às penicilinas em 65,7% dos casos, com valores comparáveis aos observados na série tunisina de Jaoua et al (2012-2019) com 66%, mas inferiores aos de Ben Jemaa et al com 74% [36,52]. Na Argélia, a resistência à penicilina foi mais elevada, com 76% (série de Benmoumou), mas comparável à de Aouf et al (66%) [48,56]. Os valores descritos no estudo de Ben Ashur (Líbia) e no estudo de Farfour (França) foram inferiores, com 38,7% e 50,9%, respetivamente [55,59].

Cefalosporina :

A resistência ao C3G foi de 6%, ultrapassando a de Dr Rachdi et al 2014 (4,5%),

Aouf et al (Argélia) (5,6%) e Savoye-Rossignol et al (França) (1,5%) [33, 48,58].
No entanto, continua a ser comparável ao de Farfour et al (França) (6,4%),
Hamamouchi et al (Marrocos) (6%) e Ben Jemaa (Sfax) (11,4%) [36,53,59].

Fluoroquinolona :

A taxa de resistência à FQ na Tunísia aumentou de 0,3% em 2002 (Laarbi et al)
para 19,2% em 2012 (Ben Jmaa et al) e 29,4% (nossa série) em 2023 [36,46]. É
inferior a 17,7% no norte da Argélia (Aouf et al) e a 2023% em Marrocos
(Hamamouchi et al) [48,53]. Em França, a resistência varia de 1,5 a 13,1%,
dependendo da série [58,59].

Cotrimoxazol :

A resistência ao cotrimoxazol (20,6%) diminuiu em comparação com 2002 (Larabi
et al: 46,9%) e 2019 (Jaoua et al: 35,15%) na Tunísia [46, 52]. Esta resistência é
inferior à descrita nas séries de Hamamouch et al (37,6%) e Ben Ashur et al
(28,5%) [53, 55].

Aminósido :

Uma diminuição das taxas de resistência de 14,6% em 2016 na série de Guermezi
et al para 6% em 2023 [49]. Esta resistência é semelhante à do estudo argelino de
Aouf et al (6,39), mas inferior à descrita no estudo marroquino de Bouamri et al
(14%) [48,63].

Fosfomicina e nitrofurantoína :

No nosso estudo, foram identificadas estirpes de E. coli resistentes à fosfomicina e
à nitrofurantoína. No entanto, outros estudos documentaram uma resistência à
nitrofurantoína que variou entre 8,7% na Argélia (Aouf et al), 11% em Marrocos
(Bouamri et al) e 61% na Líbia (Ben Ashur et al) [48,55,63].

A resistência à fosfomicina foi de 0,19% na Tunísia em 2019 (Jaoua et al) e de
0,5% na série de Aouf et al (Argélia) [48,52].

Nossa casuística mostrou menor taxa de resistência às penicilinas (64,7% versus
72,9%), C3G (6% versus 17,3%), aminoglicosídeos (6% versus 11,2%) e
Cotrimoxazol (20,6% versus 38,7%) em comparação com as observadas pelo
LART 2019. No entanto, estas estirpes apresentaram uma taxa de resistência mais
elevada do que a FQ (29,4% versus 24,4%).

O quadro XXV resume as principais resistências aos antibióticos de E. coli.

**Quadro XXV: Quadro que resume a resistência aos antibióticos em
Escherichia coli em função do tempo e das regiões**

Estudo	Bouamri Marrocos 2013 [63]	Rachdi Rabta 2014 [33]	Guermazi Gafsa 2016[26] [49]	Jaoua B.Arous 2019 [52]	B.Ashur Líbia 2020 [55]	Benmoum ou Argélia 2021 [56]	O nosso estudo Tunisi e 2023
Amoxicilina	65%	68 %	78%	68,9%	38,7%	71%	64,7%
Amox-Ac clav	43%	38,6%	48%	29%	28,5%		57%
C3G	-	68%	11,9%	7,2%	44,9%	3-8%	6%

FQ	22%	59%	24,3%	-	57,14	7-9%	29,4%
Aminosídeos	8-14%	-	14,6%	8,3%	-	0	6%
Cotrimoxazol	55%	50%	46,6%	35,15	-	22%	20,6%
Fosfomicina	7%	-	-	0,19%	-	0	0%
Nitrofurantoína	11%	-	-	7,7%	61,22%	1%	0%

FQ: Fluoroquinolona - C3G: Cefalosporina $^{de\ 3^a}$ geração - Amox-Ac clav: Amoxicilina-ácido clavulânico

2.4.6.2 Perfil de resistência da Klebsiella pneumoniae

Penicilina :

A resistência das espécies de Klebsiella pneumoniae isoladas no nosso estudo é de 57% ao ácido amoxicilina-clavulânico. Isto representa um aumento em comparação com o cpmme de 2016 descrito por Guermazi et al (38,9%) e o de 2019 na série de Jaoua (29%) [49,52]. A resistência ao Amox-ac clav é inferior na Líbia, com 38,5% (Mohamed et al), em Marrocos, com 32,7% (Hamamouchi et al) e em França, com 28% (Farfour et al) [53,64, 59].

Fluoroquinolona :

A resistência às FQs foi estimada em 16,7% em 2016 (Guermazi et al), diminuindo para 14,3% em 2023 (nossa série) [49]. Esta taxa é inferior à de Aouf et al (Argélia: 17,72%), Farfour et al (França: 17,9%) e Hamamouchi et al (Marrocos: 25-31%) [48, 53, 59].

Cefalosporinas de 3ª geração:

Não foi detectada qualquer resistência aos C3Gs no nosso estudo ao passo que esta atingiu taxas de 38,5% na Líbia (Mohamed et al) e 23% na Argélia (Aouf et al) [48, 54]. Em França, a taxa é de 6,5% (Farfour et al) [59].

Aminósido :

Dependendo do estudo, a resistência aos aminoglicosídeos varia entre 10%, como descrito por Hamamouchi et al (Marrocos), 12,5% na Líbia (Mohamed et al), 20,6% na série argelina de Aouf et al e 52% no estudo de Ben Jemaa (Tunísia), mas nula neste estudo [36,48,53, 64].

Cotrimoxazol :

A resistência ao cotrimoxazol foi de 38% em 2016 no nosso país (Guermazi et al). Esta taxa é nula no nosso estudo. É elevada (26,9%) na Líbia (Mohamed et al) e 23,4% em França (Farfour et al), mas baixa (7%) na série Benmoumou (Argélia) [49,56,59, 64].

■=> Uma comparação com o LART de 2019 mostra um aumento na resistência à penicilina (57,2% versus 43,7%) e uma diminuição na resistência à fluoroquinolona (14,3% versus 31,3%).

O quadro XXVI resume os diferentes valores de resistência da Klebsiella pneumoniae aos antibióticos, de acordo com os estudos efectuados.

Tabela XXVI: Tabela de resumo da resistência da Klebsiella pneumoniae de acordo com diferentes estudos.

Estudos	Aouf Argélia 2012	Mohamed Líbia 2016	Guermazi Tunísia 2016	Jaoua Ben Arous	Benmoumou Argélia	A nossa série sobre a Tunísia
				2019		2023
Amox-Ac clav	34,27%	38,5%	38,9%	29%	11%	57,2%
C3G	23%	38,5%	25,35%	9,9%	1-3%	0%
FQ	23,9%	30,8%	16,7%	-	-	14,3%
Cotrimoxazol	37%	26,9%	38,46%	-	7%	0%
Aminósido	20,66%	53,8%	15,7%	7,8%	0	0%

Amox-Ac clav: Amoxicilina-ácido clavulânico, C3G: Cefalosporina $^{de\ 3^a}$ geração, FQ: Fluoroquinolona

2.5 Prescrição de antibióticos :

2.5.1 Terapia antibiótica empírica

a/ Cistite

No grupo das cistites, foram prescritos antibióticos em 97,2% dos casos. A maioria foi administrada por via oral, tendo sido utilizados antibióticos por via endovenosa em 13,5% dos casos. A família de antibióticos mais frequentemente prescrita empiricamente foi a FQ (32,4%), seguida da C3G (29,7%) e da Fosfomicina ($3^{(rd)}$)) (16,2%). O cotrimoxazol ficou na 4ª posição com 5,4%, seguido do imipenem na última posição (2,7%). Os nossos resultados são comparáveis aos do Dr. Essafi et al, que recolheram 330 receitas de 76 médicos de clínica geral. Este estudo concluiu que a FQ foi prescrita em 46,5% dos casos de cistite, enquanto a Fosfomicina e a C3G foram prescritas em 16% dos casos e a Nitrofurantoína em 5,2% [31]. Na Argélia, os TBAs mais frequentemente prescritos são as cefalosporinas e os FQs [48].

Uma comparação com a prescrição descrita no estudo de Vorkaufer, que descreveu o tratamento das infecções do trato urinário em 66 médicos da Lorena (França), mostrou que as FQs foram utilizadas numa proporção semelhante à do nosso estudo (37%), seguidas das Nitrofurantoínas (30%) e dos C3Gs (26%), em 3º lugar (por oposição ao 2º nos estudos tunisinos[65].

As FQ, que não são recomendadas nem pelo STPI 2018 nem pelo HAS-SPILF 2021, são prescritas em primeiro lugar na Tunísia e em França, apesar de uma elevada taxa de resistência. Uma revisão sistemática concluiu que o comportamento de prescrição é um processo complexo baseado em factores internos e externos [66]. Entre estes, a perceção dominante do prescritor é que os doentes querem antibióticos e o medo das consequências da não utilização de ATB [31,66]. A utilização de FQ é um exemplo das elevadas taxas de prescrição inadequada associadas à disponibilidade, eficácia e amplo espetro de atividade do tratamento [31,67].

Os C3G são o 2º eil1º antibiótico prescrito na nossa coorte, em comparação com uma baixa taxa de prescrição de 5% em França, com taxas de resistência de 5,4% para os germes e 11% para a E. coli no nosso estudo. Não faz parte das famílias recomendadas pelo STPI e pelo SPILF para as cistites. Esta elevada taxa de prescrição explica o facto de a via intravenosa ser utilizada na maioria dos casos. A revisão da abordagem terapêutica utilizada nesta coorte revelou que as caraterísticas clínicas que levaram à confusão entre cistite e ANP, a recusa da via oral por alguns doentes e a disponibilidade muitas vezes limitada de tratamentos no hospital foram os argumentos que justificaram esta abordagem na nossa série.

A fosfomicina foi prescrita na 3ª posição na nossa coorte, apoiada pelas recomendações tunisinas e francesas para cistite aguda simples com risco de complicação, com uma baixa taxa de resistência de 2,7%.

O cotrimoxazol, também conhecido como trimetoprim-sulfametoxazol, é prescrito em 5,4%. De acordo com o STPI 2018, é indicado apenas como uma segunda escolha para cistite com risco de complicação, mas não está incluído nas recomendações do HAS-SPILF 2021.

Embora o pivmecilinam seja recomendado no tratamento da cistite não complicada pelo STPI 2018 e pelo HAS-SPILF 2021, não foi prescrito na nossa coorte e raramente é prescrito em França.

A nitrofurantoína também não foi prescrita na nossa coorte, apesar das recomendações do STPI 2018, que a sugere como tratamento de primeira linha, e da ausência de resistência nos germes da cistite, provavelmente explicada pela baixa exposição dos germes a este antibiótico. Observamos que é recomendado pelo HAS-SPILF 2021 para cistite aguda com risco de complicação.

Esta atitude terapêutica em relação à prescrição de 1ª ere linha durante a cistite não é tão consistente com as recomendações. Apesar da sua eficácia terapêutica, existe um risco agravamento da resistência aos antibióticos na Tunísia.

b/ NAP

No grupo ANP, foram prescritos antibióticos em 92% dos casos. A maioria foi administrada por via intravenosa em 82% dos casos. A bitterapia foi necessária em 20% dos casos. A família de antibióticos mais frequentemente prescrita empiricamente foi a C3G em 68% dos casos, seguida da FQ em 20% e depois dos Aminosídeos na 3ª posição com 1,2%. A amoxicilina-ácido clavulânico, o imipenem e o metronidazol foram igualmente prescritos (0,4% cada). A duração média tratamento com antibióticos foi de 11,7 dias (6-31 dias).

Este padrão de prescrição é semelhante ao descrito no estudo de Ben Jmaa e Rachdi al: o C3G foi o antibiótico mais frequentemente prescrito em 77,3%-60% dos casos, seguido da FQ (18,4%-52%) e dos aminoglicosídeos (17,5%) [33,36]. 40,8% dos doentes prescreveram bitterapia, mais do que na nossa coorte (20%) [36].

Em comparação com a atitude terapêutica descrita por Vorkaufer (em França), os FQ são os antibióticos mais frequentemente prescritos (63%), enquanto os C3G são prescritos em apenas 9% dos casos [65].

Os C3G são recomendados em 1.ºlugar pelo STPI 2018 e em 2.º lugar pelo HAS-SPILF 2021 para pielonefrite aguda simples ou grave. Considerando que as FQs são apenas recomendadas pelo STPI 2018 ^{como} uma 3ª escolha se ANP simples versus uma 1ª escolha se ANP simples ou risco de complicação como uma 1ª escolha se nenhuma FQ for tomada dentro de 6 meses pelo HAS-SPILF 2021. O estudo de Essafi et al constatou uma baixa adesão às recomendações (20,7%) para o tratamento das ITU na Tunísia em 2019, semelhante à relatada em França em 2011 [31].

Os aminósidos foram prescritos a uma taxa de 1,2%, sempre em combinação com outros antibióticos (C3G), e só são recomendados em combinação com C3G como tratamento de primeira linha ou em combinação com imipenem se a PNI for grave e tiver factores de risco de ESBL, mas como monoterapia de 2ª ^{segunda} escolha se a PNI tiver risco de complicação sem sinais de gravidade, de acordo com o STPI 2018.

O imipenem só está indicado se existirem factores de risco para ESBL, o que foi o caso na nossa coorte.

O STPI 2018 e o HAS-SPILF 2021 não recomendam a amoxicilina-ácido clavulânico e o metronidazol como tratamento de primeira linha para a PNA. No entanto, foi prescrito em 0,4% dos casos.

Uma revisão sistemática realizada por Teixeira Rodrigues et al concluiu que o comportamento de prescrição é um processo complexo baseado numa série de factores internos e externos [31,66]. Entre estes, a perceção dominante do prescritor é que os doentes querem antibióticos e o medo do que pode acontecer se os antibióticos não estiverem disponíveis [31,66]. A utilização de FQ é um exemplo das elevadas taxas de prescrição inadequada associadas à disponibilidade, eficácia e amplo espetro de atividade do tratamento [67].

2.5.2 Tratamento após teste de suscetibilidade a antibióticos

No grupo da cistite, um caso exigiu uma escalada para a cefalosporina. Este facto pode ser explicado pelo perfil de resistência e pela falta de disponibilidade de grandes quantidades de antibióticos. A desescalada terapêutica foi possível após a realização de testes de suscetibilidade aos antibióticos, mas, mais uma vez, foi limitada pela disponibilidade variável da grande maioria dos tratamentos no hospital.

No grupo ANP, tivemos de escalar a terapia em 2 casos. + O antibiograma revelou 8% de germes ESBL (ou seja, 2 germes) que foram tratados com aminósido de imipenem, tal como recomendado pelo STPI 2018. Com base no antibiograma, foi possível mudar para FQs.

Este facto realça a importância de reavaliar e adaptar a terapêutica antibiótica empírica. No entanto, o atraso de 48-72 horas na introdução de antibióticos eficazes constitui um desafio na gestão das doenças infecciosas. Por um lado, qualquer atraso, mesmo de uma hora, tem impacto na mortalidade relacionada com a infeção (choque sético) e, por outro, nas consequências de um tratamento antibiótico de largo espetro no microbiota do indivíduo e no fenómeno resistência aos antibióticos. Por conseguinte, é necessário desenvolver técnicas de deteção "rápida" da resistência (deteção de proteínas, genes ou enzimas envolvidos na resistência) [68].

2.5.3 Processamento de relés

No grupo ANP, foi indicado um tratamento de revezamento em 20% dos casos. Foi indicado com o objetivo de passar para a via oral. Este valor é inferior ao da série Ben Jmaa, que descreveu a retransmissão oral em 79,5% dos casos.

A mudança para a via oral reduz a duração e o custo da hospitalização e as complicações associadas às de acesso (venite ou infeção nosocomial), e melhora o conforto do doente. Por conseguinte, a via oral deve ser considerada o mais rapidamente possível [69].

2.5.4 Duração do tratamento

No grupo da cistite, a duração média foi de 5 dias, comparável às durações indicadas pelo STPI 2018.

A duração média do tratamento com antibióticos no grupo PNA foi de 12 dias, com um mínimo de 6 dias e um máximo de 31 dias. Esta duração foi insuficiente no braço mínimo e demasiado longa no braço máximo, dado que a indicação mínima para betalactamina parentérica era de 7 dias e a máxima de 14 dias de acordo com o STPI 2018, tendo em conta nenhum dos doentes recebeu aminoglicosídeo como monoterapia. A duração da antibioterapia foi mais curta do que a relatada pelo Dr. Ben Jmaa, com uma duração média de 20 dias (8-105), explicada pelo desenvolvimento de complicações como abcesso renal ou flegmão [36], e a de Rachdi, que foi de 2,5 semanas (2-3 semanas) [33,36].

Estudos recentes demonstraram uma tendência para encurtar a duração dos antibióticos. No caso infecções do trato urinário, alguns estudos mostraram que não há inferioridade entre cursos curtos e longos [70, 71]. No entanto, outros estudos mostraram uma inferioridade de 7 dias em relação a 14 dias, particularmente em termos de recorrência precoce [72].

Em conclusão, existe uma discrepância significativa entre as prescrições de antibióticos e as prescritas pelas sociedades científicas (STPI 2018 e HAS-SPILF 2021). Esta disparidade explica-se, por um lado, pela ecologia bacteriana local e a sua resistência e, por outro, pela indisponibilidade de antibióticos nos hospitais tunisinos, a sua acessibilidade e o seu custo. Além disso, a última avaliação da ecologia bacteriana e da resistência aos antibióticos na Tunísia, o segundo maior consumidor antibióticos do mundo, data de 2019. O estudo de Essafi et al. demonstrou um aumento da utilização inadequada de antibióticos na população árabe, incluindo na Tunísia.

A automedicação, o fácil acesso aos antibióticos e o recurso a outros profissionais de saúde que não o médico é uma das principais causas apontadas para o aumento da resistência aos antibióticos [31]. São vários os actores implicados:

- Os doentes e a população em geral têm conhecimentos insuficientes sobre os antibióticos. Acreditam erradamente, por exemplo, que os ATB podem ser utilizados para doenças virais (gripe, fadiga, dores de cabeça). Este facto à automedicação [73]. Outro fenómeno relatado pelo público em geral é interrupção precoce da terapêutica antibiótica assim que a doença começa a melhorar [31]. A duração insuficiente do tratamento com antibióticos é uma das principais causas de resistência aos ATB.

- Tal como Aboud et al [74] demonstraram, a acessibilidade e a facilidade de obtenção dos antibióticos têm um impacto negativo na sua utilização.

- Os profissionais de saúde, liderados por médicos, prescrevem o tratamento sem fornecer conselhos suficientes sobre como tomar as TAs ou monitorizar a dose à distância [31, 75].

É claro que o incumprimento das recomendações nacionais, ditado pela indisponibilidade e pelo custo elevado dos tratamentos, tanto nos hospitais como nos ambulatórios, acelera este fenómeno, que não deixa de ser evitável.

A falta de acesso a um especialista (infeciologista), especialmente em clínicas ou na cidade, pode aumentar o risco erros de prescrição em casos de confusão ou dúvida. Este facto é confirmado pelo trabalho do Dr. Bellazreg et al, que constatou que a intervenção da equipa móvel de antibioterapia reduziu a prescrição de ATB de largo espetro de 61% para 50% e a prescrição de C3G de 22% para 15% [76].

Propomos a realização de um estudo multicêntrico, prospetivo, recrutando unidades de cuidados de saúde do interior e, sobretudo, médicos de cuidados primários, a fim de melhor identificar e avaliar as práticas quotidianas dos médicos, bem como a resistência da ecologia bacteriana, especialmente após desenvolvimento do programa nacional de luta contra a resistência antimicrobiana na Tunísia de 2019-2023.

<u>A nível nacional</u>:

-Uma vez elaborado o programa nacional de luta contra a resistência aos antibióticos, será necessário desenvolver ferramentas de monitorização contínua, um sistema de comunicação de resultados anónimos de testes de suscetibilidade aos antibióticos provenientes de laboratórios públicos e privados.

-Desenvolver um sistema nacional de alerta para as regiões onde a resistência excede um limiar indicado, a fim de estabelecer uma estratégia de controlo adaptada às caraterísticas específicas da região.

Estabelecer uma estratégia terapêutica que tenha em conta as necessidades do país e a situação económica dos doentes e revê-la periodicamente.

-Exigir uma prescrição médica antes de vender qualquer ATB.

<u>Na escala dos profissionais de saúde:</u>

-Os médicos que não sejam especialistas em doenças infecciosas, especialmente os que exercem no sector privado, precisam de ter os seus conhecimentos e competências reforçados através de cursos anuais e de meios electrónicos.

-Os médicos devem ser mais sensibilizados para a necessidade de adaptar o seu tratamento à sensibilidade dos germes e às caraterísticas específicas do doente e da região em que exercem a sua atividade.

O restante pessoal de saúde - enfermeiros, auxiliares, farmacêuticos e outros - deve ser sensibilizado para a necessidade de deixar de prescrever antibióticos e de os emitir sem receita médica.

-Insistiu no cumprimento das medidas de higiene em todas as instalações sanitárias e públicas.

-É importante explicar como tomar e monitorizar os TBAs.

<u>À escala da população:</u>

O público em geral precisa de ser sensibilizado para os efeitos nocivos da automedicação ou da toma de antibióticos sem receita médica.

-Sugiro que se desenvolvam anúncios publicitários, jornais e até brochuras que descrevam estes efeitos.

-Os doentes devem ser ensinados a não falhar as doses e a respeitar as doses e a duração prescritas pelo médico.

-O público em geral deve ser sensibilizado para a necessidade evitar exigir dos profissionais de saúde o tratamento com antibióticos para cada sintoma.

-Informar os doentes sobre as recomendações terapêuticas para as infecções do trato urinário, os sinais de melhoria e de agravamento e a necessidade adesão à terapêutica.

6 Conclusão

A infeção do trato urinário é a segunda infeção comunitária mais comum depois da infeção do trato respiratório. Esta patologia frequente afecta sobretudo as mulheres.

A infeção do trato urinário continua a ser uma questão atual, especialmente tendo em conta o nível cada vez mais alarmante de resistência aos antibióticos num país classificado como o segundo maior consumidor antibióticos do mundo.

O principal objetivo do nosso estudo foi descrever o tratamento terapêutico das ITUs em mulheres fora da gravidez num serviço de medicina interna.

Realizámos um estudo retrospetivo, descritivo e monocêntrico de pacientes hospitalizados por ITU no Departamento de Medicina Interna do Hospital Razi em Tunes entre janeiro de 2016 e agosto de 2023.

Foram incluídas 62 doentes não grávidas com uma idade média de 59 anos. A diabetes e a hipertensão foram os antecedentes patológicos mais frequentes. 19% dos doentes apresentavam um FDR BMR. As doentes apresentavam cistite em 60% dos casos e PNA em 40%. A ardência miccional estava presente em 32%, a disúria em 30% e a polaciúria em 13%. A hematúria macroscópica estava presente em 8%. Os doentes referiram febre em 25% e dores nas costas em 24%.

O SIB estava presente em 96% dos ANP e a hiperleucocitose do PNN estava presente em 28% dos ANP. A IRA estava presente em 44% dos ANP.

A leucocitúria esteve presente de forma comparável entre a ANP (92%) e a cistite (91%). A hematúria microscópica esteve presente em 20% dos casos de ANP e em 5,4% dos casos de cistite. A cultura foi negativa em 8% das ANP e 13% das cistites. Os germes mais frequentes foram as Enterobacteriaceae. A mais comum E. coli com 56% tanto na cistite como na ANP, seguida da KP com 25% na cistite e 17% na ANP. As BMR estavam presentes em 27% e as bactérias ESBL segregadas em 13%. A BMR mais frequentemente isolada E. coli, seguida da KP. A E. coli era resistente à penicilina em 64,7%, resistente à FQ em 29,4% e segregava ESBL em 8,8%. A KP foi resistente ao Amox-Ac clav em 57,2%, à FQ em 14,3% e segregou ESBL em 14,3%. No grupo ANP, o antibiótico mais frequentemente prescrito foi o C3G em 68%, seguido da FQ em 20%. A bitterapia foi necessária em 20%. A retransmissão oral foi prescrita em 20%. A duração média do tratamento com antibióticos foi de 12 dias (6-31 dias).

No grupo da cistite, os FQs foram os antibióticos mais frequentemente prescritos (32,4%), seguidos dos C3Gs (29,7%). A duração média foi de 5 dias (1-7 dias).

Estudos recentes revelaram uma tendência para reduzir a duração dos antibióticos.

A análise analítica mostrou que existia uma relação estatisticamente significativa entre a nefropatia diabética e a infeção do trato urinário por BMR, entre as anomalias do trato urinário e a infeção por ESBL e entre a hipertensão e a resistência à FQ. Uma história infeção por BMR aumentou o risco de desenvolver infeção do trato urinário por ESBL em 12 vezes. Também não houve relação entre a gravidade da infeção do trato urinário e a infeção por BMR.

O incumprimento das recomendações nacionais, ditado pela indisponibilidade e pelo custo elevado dos tratamentos, tanto nos hospitais como nos ambulatórios, está a acelerar a resistência aos antibióticos, apesar de esta ser ainda evitável.

A automedicação, o fácil acesso aos antibióticos, o recurso a outros profissionais de saúde que não o médico e a interrupção precoce da terapêutica antibiótica são algumas das principais causas apontadas para o agravamento da resistência aos antibióticos.

As recomendações para a utilização correta de antibióticos devem ser aplicadas a nível do doente, do médico e a nível nacional, a fim de a resistência aos antibióticos.

7 Referências

1.   Schmiemann, G., Kniehl, E., Gebhardt, K., Matejczyk, M. M. & Hummers-Pradier, E. The diagnosis of urinary tract infection: a systematic review. Dtsch. Arzteblatt Int. 107, 361 (2010)

2.   Hickling DR, Sun TT, Wu XR. Anatomia e fisiologia do trato urinário: relação com a defesa do hospedeiro e a infeção microbiana. Microbiol Spectr. 2015 Ago;3(4):10.1128/microbiolspec.UTI-0016-2012.

3.   Mlugu, E.M., Mohamedi, J.A., Sangeda, R.Z. *et al.* Prevalência de infeção do trato urinário e padrões de resistência antimicrobiana de uropatógenos com capacidade de formação de biofilme.

4.   Nicolle LE. Infeção do trato urinário não complicada em adultos, incluindo pielonefrite não complicada. Urol Clin North Am. 2008 Feb;35(1):1-12, v.

5.   Foxman B, Barlow R, D'Arcy H, et al. Urinary tract infection: self-reported incidence and associated costs. Ann Epidemiol 2000;10:509-15.

6.   Rowe TA, Juthani-Mehta M. Diagnóstico e gestão da infeção do trato urinário em adultos mais velhos. Infect Dis Clin North Am. 2014 Mar;28(1):75-89.

7.   Ben Redjeb. S, Boutiba-Ben Boubaker. I, Saidani. M, Antibiotic resistance in Tunisia, LART Data 20082010 - Edição de julho de 2013

8.   Klein EY, Van Boeckel TP, Martinez EM, Pant S, Gandra S, Levin SA, Goossens H, Laxminarayan R. Aumento global e convergência geográfica no consumo de antibióticos entre 2000 e 2015. Proc Natl Acad Sci U S A. 2018 Abr 10;115(15):E3463-E3470.

9.   Lee CR, Cho IH, Jeong BC, Lee SH. Estratégias para minimizar a resistência aos antibióticos. Int J Environ Res Public Health. 2013 Sep 12;10(9):4274-305.

10.   https://www.has-sante.fr/upload/docs/application/pdf/2021-11/dossier   comunicado   de   imprensa antibioresistance.pdf ANTIBIORESISTÊNCIA: Da investigação à ação, todos mobilizados para a resistência aos antibióticos: HAS

11.   Yang X, Chen H, Zheng Y, Qu S, Wang H, Yi F. Carga da doença e tendências a longo prazo das infecções do trato urinário: Um relatório mundial. Front Public Health. 2022 Jul 27;10:888205. doi: 10.3389/fpubh.2022.888205. PMID: 35968451; PMCID: PMC9363895.

12.   Naber K.G., Tiran-Saucedo J., Wagenlehner F.M.E. Psychosocial burden of recurrent uncomplicated urinary tract infections. *GMS Infect. Dis.* 2022;10:Doc01. doi: 10.3205/id000078.

13.   Grigoryan L., Mulgirigama A., Powell M., Schmiemann G. O impacto emocional das infecções do trato urinário nas mulheres: Uma análise qualitativa. *BMC Women's Health.* 2022;22:182. doi: 10.1186/s12905-022-01757-3.

14.   Harrington R.D., Hooton T.M. Urinary tract infection risk factors and gender (Factores de risco de infeção do trato urinário e género). *J. Gend.-Specif. Med. JGSM Off. J. Partnersh. Women's Health Columbia.* 2000;3:27-34. [PubMed] [Google Scholar]

15.   Andolfi C., Bloodworth J.C., Papachristos A., Sweis R.F. O Microbioma Urinário e o Cancro da Bexiga: Suscetibilidade e Capacidade de Resposta Imune. *Câncer de bexiga* 2020; 6: 225-235. doi: 10.3233 / BLC- 200277. [PMC free article] [PubMed] [CrossRef] [Google Scholar]15)

16.   Gdoura S, Dridi K, Profil des infections urinaires communautaires a germes producteurs de beta lactamases a spectre   elargi,   La   STPI   et   la   SPILF,   sep   2021.   Disponível   em   URL: https://www.infectiologie.org.tn/uploadEposter/4514.pdf

17.   Lahlou Amine I, Chegri M, L'Kassmi H. Epidemiologia e resistência aos antibióticos de enterobactérias isoladas de infecções do trato urinário no hospital militar Moulay-Ismail em Meknes. Antibiotiques. 2009 May;11:90- 96.

18.   Guibert J, Destree D, l'Infection urinaire du sujet age revue generale - Traitement par le ciprofloxacine- Medecine et Maladies Infectieuses - MAI 1988 : 33 -336

19.   Benoit T, Leguevaque P, Roumiguie M , Beauval J.B. , Malavauda B, Soulie M. , et al, ffistrogenotherapie locale en   urologie   et   pelvi-perineologie.   Revue   de   litterature,   jan   2015.   Disponível   em https://doi.org/10.1016/j.purol.2015.01.012

20.   Ballager P, Epidemiologia da incontinência urinária nas mulheres Progres en Urologie (2005), 15, Supp. N°1, 1322-1333

21.   Kumar S, Muchmore A. Proteína de Tamm-Horsfall - uromodulina (1950-1990). Kidney Int. 1990 Jun;37(6):1395-401. doi: 10.1038/ki.1990.128. PMID: 2194064.

22.   BARRIER LETERTRE C, INFECÇÕES URINÁRIAS EM IDOSOS: dificuldades no diagnóstico microbiológico e o impacto da prescrição de ECBU para o tratamento de idosos no Hospital Universitário de Angers [Estes: farmácia]. Universidade de Angers; 2014

23.   El Aziz, S.; Haraj, N.; Hassoune, S.; Obbiba, A.; Chadli, A.; El Mdaghri, N.; El Ghomari, H.; Farouqi, A. (2014). *Prevalência e factores associados à infeção do trato urinário em mulheres diabéticas no Centro Hospitalar Universitário de Casablanca, Marrocos. Medicina das Doenças Metabólicas, 8(2),   204 210.* doi:10.1016/S1957-2557(14)70742-4

24. Andy I.M. Hoepelman; Ruby Meiland; Suzanne E. Geerlings (2003). *Patogénese e gestão de infecções bacterianas do trato urinário em doentes adultos com diabetes mellitus. , 22(supp-S2), 35 43.* doi:10.1016/s0924-8579(03)00234-6

25. Affes L, Mnif F, Cheikhrouhou N, Hadjkacem F, Charfi N, Abid M, Urinary tract infections and diabetes: a propos de 100 cas, Service d'endocrinologie et diabetologie, CHU Hedi Chaker, Sfax, Tunisie, 2016 . Disponível em: https://doi.org/10.1016/j.ando.2016.07.782

26. Saada L, Kooli I,* Kadri Y, Abdejlil M, Marrakchi W, Aouam A, et al , Les bacteries multiresistantes (BMR) chez le diabetique : etude epidemio-clinique , SFE Marseille 2020 / Annales d'Endocrinologie 81 (2020) 408-456 Disponível em https://www. em-consulte.com/article/1393242/les-bacteries-multiresistente-bmr-chez-le-diabeti

27. chakroun H , Rouis S, Ben Lasfar N, Abid M, Bellazreg F, Hachfi W, Letaief A? Evolução da prevalência e dos factores de risco das infecções por BMR no serviço de Doenças Infecciosas de Sousse, STPI e SPILF, set 2021 consultável em https://www.infectiologie.org.tn/uploadEposter/4044.pdf

28. Kalla N, Ouanassa H, Noui L, Melizi A, Aouidane S, Merzougui Z, Les facteurs de risque d'acquisition des infections a BMR,Algerie, LA TUNISIE MEDICALE - 2024 ; Vol 102 (n°03)

29. Anesi JA, Lautenbach E, Tamma PD, Thom KA, Blumberg EA, Alby K, Bilker WB, Werzen A, Tolomeo P, Omorogbe J, Pineles L, Han JH. Fatores de risco para infeção da corrente sanguínea por Enterobacterales produtores de β-lactamase de espetro estendido entre receptores de transplante de órgãos sólidos. Clin Infect Dis. 2021 Mar 15;72(6):953- 960. doi: 10.1093/cid/ciaa190. PMID: 32149327; PMCID: PMC7958726.

30. Ferjani S; Saidani M; Ennigrou S; Hsairi M; Ben Redjeb S (2012). *Determinantes de virulência, grupos filogenéticos e resistência a fluoroquinolonas em Escherichia coli isolada de cistite e pielonefrite, 60(5), - .* doi:10.1016/j.patbio.2011.07.006

31. Essafi S, Omezzine Letaief A, Phillips E, Vardanega V, Gestão antimicrobiana e avaliação económica da gestão da infeção do trato urinário nos cuidados de saúde primários na Tunísia, Family Medicine & Primary Care Review 2021; 23(3): 295-300

32. Li R, Leslie SW. Cystitis. [Atualizado a 30 de maio de 2023]. Em: StatPearls [Internet]. Treasure Island (FL): StatPearls Publishing; 2024 Jan-. Disponível em: https://www.ncbi.nlm.nih.gov/books/NBK482435/

33. Rachdi I, Ben Ghorbel I, Khanfir M, Hamzaoui A, Ben Salem T, Said F, Lamloum M, et al, Manifestações clínicas e tratamento de infecções do trato urinário: Um estudo comparativo de acordo com a idade, al ,La Rabta Hospital, Tunísia, Late Breaker Posters / European Geriatric Medicine 5S1 (2014) S235-S253

34. KAIM N, KOUACHE H, O perfil clínico e bacteriológico da infeção urinária (Memoire, microbiologia) Canstantine, Universidade dos Irmãos Mentouri Constantine, 2020

35. Bent S, Nallamothu BK,_ Simel DL; Fihn S D ; Saint S , This Woman Have an Acute Uncomplicated Urinary Tract Infection? JAMA. 2002;287(20):2701-2710. doi:10.1001/jama.287.20.2701

36. BEN JMAA M, PIELONEFRITE AGUDA EM DIABÉTICOS. ETUDE DE 348 CAS. [tese, infeciologia] Sfax, Faculte de Medecine de Sfax

37. BOURQUIA A, Sahni K, Zaid D, RAMDANI B, PERFIL DA INFECÇÃO URINÁRIA NUM DEPARTAMENTO DE NEFROLOGIA. Medecine du Maghreb 1992 n°33

38. Diagnóstico e antibioticoterapia das infecções bacterianas do trato urinário adquiridas na comunidade em adultos. Recomendações da Sociedade de Patologia Infecciosa de Língua Francesa (spilf) 2017.

39. Infecções do trato urinário na comunidade: Cistite, pielonefrite e infeção do trato urinário masculino - HAS-SPILF - recomendação 2021, Atualizado a 19 de maio de 2023,

40. Bjerklund J. The role of imaging in urinary tract infections (O papel da imagiologia nas infecções do trato urinário). World J Urol 22, 392-398 (2004). https://doi.org/10.1007/s00345-004-0414-z

41. Diagnóstico e antibioticoterapia de infecções bacterianas do trato urinário   infecções em adultos. Recomendações da Sociedade de Patologia Infecciosa de Língua Francesa (spilf) 2015.

42. Lala V, Leslie SW, Minter DA. Cistite aguda. [Atualizado em 2023 Jul 10]. Em: StatPearls [Internet]. Treasure Island (FL): StatPearls Publishing; Jan 2024-. Disponível em: https://www.ncbi.nlm.nih.gov/books/NBK459322/

43. Stephen T. Chambers, Sarah C. Metcalf, Cystitis and Urethral Syndromes, em Infectious Diseases (Quarta Edição), 2017,

44. Song HK, Shin DH, Na JU, Han SK, Choi PC, Lee JH. Investigação clínica sobre pielonefrite aguda sem piúria: um estudo observacional retrospetivo. J Yeungnam Med Sci. 2022 Jan;39(1):39-45. doi: 10.12701/yujm.2021.01207. Epub 2021 Aug 11. PMID: 34411474; PMCID: PMC8895969.

45. Belyayeva M, Jeong JM. Pielonefrite aguda. [Atualizado em 2022 Set 18]. Em: StatPearls [Internet]. Ilha do Tesouro (FL): StatPearls Publishing; 2024 Jan-. Disponível em de: https://www.ncbi.nlm.nih.gov/books/NBK519537/

46. Larabi K, Masmoudi K, Fendri C, Etude bacteriologique et phenotypes de résistance des germes responsables d'infections urinaires dans un CHU de Tunis : a propos de 1930 cas, Medecine et Maladies Infectieuses, Volume 33,

Número 7, julho 2003, Páginas 348-352

47. Toumi A , Aouam A, Ben Brahim H, Marmouch H, Loussaief C , Chakroun M, Profil bacteriologique des infections urinaires chez les sujets diabetiques , Annales d'Endocrinologie Vol75-N 5-6, P398 oct 2014

48. Aouf A , Gueddi T , Djeghout B , Ammari H, Frequência e padrão de suscetibilidade de Enterobacteriaceae uropatogénicas isoladas de doentes em Argel, Argélia , J Infect Dev Ctries 2018; 12(4):244-249. doi:10.3855/jidc.1001

49. Guermazi-Toumi S, Boujlel S, Assoudi M, Issaoui R, Tlili S, Hlaiem ME. Perfis de suscetibilidade de bactérias que causam infecções do trato urinário no sul da Tunísia. J Glob Antimicrob Resist. 2018 Mar;12:48-52. doi: 10.1016/j.jgar.2017.09.004. Epub 2017 Sep 14. PMID: 28918351.

50. Mohammed MA, Alnour TS, Shakurfo OM, Aburass MM, Prevalência e padrão de resistência antimicrobiana de estirpes bacterianas isoladas de doentes com infeção do trato urinário no Hospital Central de Messalata, Líbia, Asian Pacific Journal of Tropical Medicine, Volume 9, Número 8,2016,Páginas 771-776,Disponível em (https://www.sciencedirect.com/science/article/pii/S1995764516301286)

51. Ait-Mimoune N, Hassaine H, Boulanoir M. Bacteriological profile of urinary tract infections and antibiotic susceptibility of Escherichia coli in Algeria (Perfil bacteriológico das infecções do trato urinário e suscetibilidade antibiótica da Escherichia coli na Argélia). Iran J Microbiol. 2022 Abr;14(2):156-160. doi: 10.18502/ijm.v14i2.9180. PMID: 35765552; PMCID: PMC9168253.

52. Jaoua MA, Dhraief S, Frigui S, Oueslati M, Krir A, Thabet L, Epidemiologie et evolution de la résistance aux antibiotiques des germes uropathogenes communautaires dans la région de Ben Arous , 30ᵉᵐᵉ Congres National de la STPI et 1ᵉʳ Congres Francophone de Pathologie Infectieuse et de Microbiologie Clinique, Cahier des resume 2021, p 385 , sep 2021

53. Hamamouchi J, Qasmaoui A , Halout K , Charof R, Ohmani F , Antibiotic resistance in uropathogenic enterobacteria , E3S Web of Conferences 319, 01 (2021) VIGISAN 2021

54. Brahimi H, Bousselhem A, Douahi O, Benshouk S, Profil de résistance des bacilles a gram negatif uropathogenes isoles au CHU Telmcen , 30ᵉᵐᵉ Congres National de la STPI et 1ᵉʳ Congres Francophone de Pathologie Infectieuse et de Microbiologie Clinique, Cahier des resume 2021, p 385 , sep 2021

55. Ben Ashur A ,El Magrahi H, Elkammoshi A, Alsharif H ,Prevalência e padrão de suscetibilidade aos antibióticos dos isolados bacterianos da urina do Centro Médico de Tripoli (TMC), Tripoli, Líbia ,IBEROAMERICAN JOURNAL OF MEDICINE 03 (2021) 221-226

56. Benmoumou S, Hamaidi-Chergui F, Bouznada K , Bouras N, Bakli M e Meklat A, Antibiotic Resistance Pattern of Enterobacteriaceae Strains Isolated from Community Urinary Tract Infections in Algiers, Algeria, ADVANCED RESEARCH IN LIFE SCIENCES Jul, 2023, p46 - 53

57. De Lafforest S, Magnier A, Vallee M, Le Goux C, Zahar J, Sotto A, Bruyere F, Grammatico-Guillon L, Incidência de infecções urinárias hospitalares em França: uma coorte histórica, Infectious Diseases Now 51 (2021) S103-S106,Volume 51, Edição 5, Suplemento, 2021,Páginas S103-S104, Borquiahttps://doi.org/10.1016/j.idnow.2021.06.214   .,(https://www.sciencedirect.com/science/article/pii/S2666991921003304)

58. Louise Savoye-Rossignol. Epidemiologia das infecções do trato urinário adquiridas na comunidade. Saúde pública e epidemiologia. Universite Pierre et Marie Curie - Paris VI, 2015. Fran^ais. ffNNT: 2015PA066378ff. fftel-01275795f

59. Farfour E, Dortet L, Guillard T, Chatelain N, Poisson A, Mizrahi A, et al Em nome do grupo de estudo Gmc. Resistência antimicrobiana em Enterobacterales recuperados de infecções do trato urinário na França. Pathogens. 2022 Mar 15;11(3):356.

60. Bougossa R, Marrakchi W, Kooli I, Ben Brahim H, Loussaief C, Toumi A, et al les infections urinaires a enterobacteries secretrices des beta-lactamases a spectre elargi dans un service de medecine, 30ᵉᵐᵉ Congres National de la STPI et 1ᵉʳ Congres Francophone de Pathologie Infectieuse et de Microbiologie Clinique, Cahier des resume 2021, p 385 , sep 2021

61. Marrakchi W, Aouam A, Kooli I, Kadri Y, Ben Brahim H, Loussaief C, et al ,Les infections urinaires communautaires a enterobacteries secretrices de в-lactamase a etendu spectre chez les sujets diabetiques : quais são as particularidades? Serviço de Doenças Infecciosas CHU F. Bourguiba Monastir. Congresso SFE 2016 ,Disponível em https://www.congres-sfe.com/2016/eposters/60993588-7265-11e6-9efb-d97ff2406a52.pdf

62. Benaissa E, Belouad E, Mechal Y, Benlahlou Y, Chadli M, Maleb A, Elouennass M. Infecções do trato urinário adquiridas na comunidade e multirresistentes numa região do norte de Marrocos: epidemiologia e factores de risco. Germes. 2021 Dec 29;11(4):562-569. doi: 10.18683/germs.2021.1291. PMID: 35096673; PMCID: PMC8789347.

63. El Bouamri MC, Arsalane L, Kamouni Y, Yahyaoui H, Bennouar N, Berraha M, Zouhair S. Perfil atual de resistência aos antibióticos das estirpes de Escherichia coli uropatogénicas e consequências terapêuticas. Prog Urol. 2014 Dec;24(16):1058-62. Francês. doi: 10.1016/j.purol.2014.09.035. Epub 2014 Oct 11. PMID: 25310915.

64. Mohammed MA, Alnour T, Shakurfo O, Aburass M, Prevalência e padrão de resistência antimicrobiana de estirpes bacterianas isoladas de doentes com infeção do trato urinário no Hospital Central de Messalata, Líbia,Asian

Pacific Journal de Tropical Tropical,Volume 9, Número 8,2016,Páginas 771 776.https://www.sciencedirect.com/science/article/pii/S1995764516301286)

65. Vorkaufer S. Infecções bacterianas do trato urinário adquiridas na comunidade em adultos: diagnóstico e gestão terapêutica. Resultados de duas rondas de uma auditoria clínica efectuada por 66 médicos de clínica geral da Lorena. Sciences du Vivant [q-bio]. 2011. ffhal-01733536, [These, medecine genarale],

66. Teixeira Rodrigues A, Roque F, Falcao A, et al. Compreender o comportamento dos médicos na prescrição de antibióticos: uma revisão sistemática de estudos qualitativos. Int J Antimicrob Agents 2013; 41: 203-212

67. Aldred KJ, Kerns RJ, Osheroff N. Mecanismo de ação e resistência das quinolonas. Bioquímica 2014; 53: 1565-1574.

68. Decousser JW, Pozzetto B, Romano-Bertrand S. L'antibiogramme: techniques rapides et tests complementaires. Hygienes 2023;31(4):331-337.

69. McCarthy K, Avent M. Antibióticos orais ou intravenosos? Aust Prescr. 2020 Abr;43(2):45-48. doi: 10.18773/austprescr.2020.008. Epub 2020 Abr 1. PMID: 32346210; PMCID: PMC7186270.

70. Lee RA, Stripling JT, Spellberg B, Centor RM. Short-course antibiotics for common infections: what do we know and where do we go from here? Clin Microbiol Infect. 2023 Fev;29(2):150-159. doi: 10.1016/j.cmi.2022.08.024. Epub 2022 Sep 6. PMID: 36075498.

71. McAteer J, Lee JH, Cosgrove SE, Dzintars K, Fiawoo S, Heil EL, Kendall RE, Louie T, Malani AN, Nori P, Percival KM, Tamma PD. Defining the Optimal Duration of Therapy for Hospitalized Patients With Complicated Urinary Tract Infections and Associated Bacteremia [Definindo a duração ideal da terapia para pacientes hospitalizados com infecções complicadas do trato urinário e bacteremia associada]. Clin Infect Dis. 3 de maio de 2023;76(9):1604- 1612. doi: 10.1093/cid/ciad009. PMID: 36633559; PMCID: PMC10411929.

72. Lafaurie M, Chevret S, Fontaine JP, Mongiat-Artus P, de Lastours V, Escaut L, Jaureguiberry S, Bernard L, Bruyere F, Gatey C, Abgrall S, Ferreyra M, Aumaitre H, Aparicio C, Garrait V, Meyssonnier V, Bourgarit-Durand A, Chabrol A, Piet E, Talarmin JP, Morrier M, Canoui E, Charlier C, Etienne M, Pacanowski J, Grall N, Desseaux K, Empana-Barat F, Madeleine I, Bercot B, Molina JM, Lefort A; Grupo de estudo PROSTASHORT. Antimicrobiano por 7 ou 14 dias para infeção febril do trato urinário em homens: um ensaio clínico randomizado, duplo-cego, controlado por placebo e multicêntrico de não inferioridade. Clin Infect Dis. 2023 Jun 16;76(12):2154- 2162. doi: 10.1093/cid/ciad070. PMID: 36785526.

73. Abduelkarem AR, Othman AM, Abuelkhair ZM et al. Prevalência da automedicação com antibióticos entre os residentes nos Emirados Árabes Unidos. Infect Drug Resist 2019; 12: 3445-53. https://doi. org/10.2147/IDR.S224720

74. Abood EA, Scott J, Wazaify M. Experiências dos utilizadores sobre o abuso de medicamentos sujeitos a receita médica e de venda livre na cidade de Aden, Iémen. Farmácia 2018; 6: 99.https://doi.org/10.3390/pharmacy6030099

75. Ali M, Abbasi BH, Ahmad N et al. Medicamentos de venda livre no Paquistão: uso indevido e uso excessivo. Lancet 2020; 395: 116116. https:// doi.org/10.1016/s0140-6736(19)32999-x

76. Bellazreg F, Ben Lasfar N, Abid M, Rouis S, Hachfi W, Letaief A. Equipa de gestão de antibióticos num hospital universitário tunisino: uma experiência de quatro anos. Tunis Med. 2022 maio;100(5):403-409. PMID: 36206090; PMCID: PMC9552246.

STPI 2018

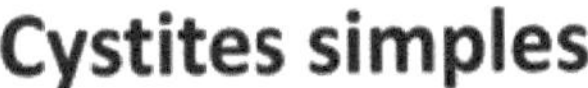

Cystites simples

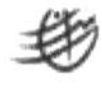

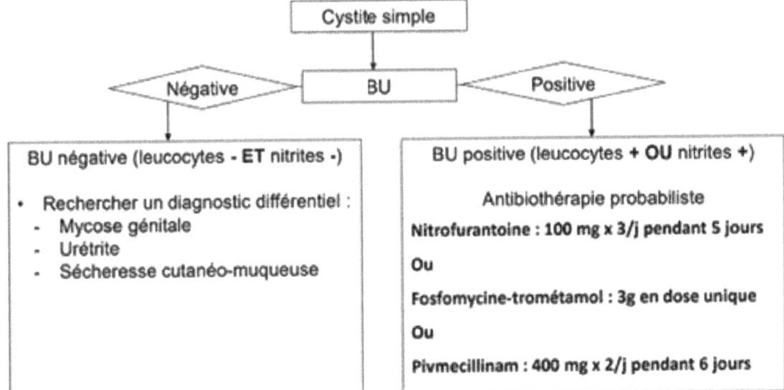

Cystites à risque de complication

PNA sans signe de gravité
Traitement initial probabiliste

PNA simple :

- C3G parentérale : céfotaxime ou ceftriaxone *[A-1]*

ou

- Aminoside, en l'absence de FDR de néphrotoxicité :

       gentamicine ou amikacine *[B-2]*

ou

- FQ, si 1er épisode et en dehors des FDR de résistance aux FQs: ciprofloxacine ou ofloxacine *[A-1]*

PNA à risque de complication :

- C3G parentérale : céfotaxime ou ceftriaxone *[A-1]*

ou

- Aminoside, en l'absence de FDR de néphrotoxicité :

       amikacine ou gentamicine *[C-4]*

Facteurs de risque de néphrotoxicité des aminosides
- **Age avancé** (> 75 ans)
- Utilisation concomitante **d'autres médicaments néphrotoxiques ou de produits de contraste iodés**
- **Déshydratation**
- **Insuffisance rénale** (clairance de la créatinine < 60 ml/min)
- **Néphropathie** préexistante ou concomitante
- **Cirrhose sévère** de grades B et C selon la classification de Child-Pugh
- Prise de **médicaments favorisant l'hypoperfusion** rénale (diurétiques de l'anse, inhibiteurs de l'enzyme de conversion ou antagonistes de l'angiotensine II, anti-inflammatoires non stéroïdiens)

Facteurs de risque de résistance aux FQs : prise de FQs ou hospitalisation dans les 6 mois précédents

PNA grave
Traitement initial probabiliste

céfotaxime ou ceftriaxone + amikacine *[C-4]*

Sauf dans les cas suivants :

- Sepsis ou nécessité de drainage (avec ATCDs de colonisation ou d'infection urinaire à BLSE dans les 6 mois):

       Imipénème + Amikacine   *[A-1]*

- Choc septique avec ≥ 1 facteur de risque de BLSE:

       Imipénème + Amikacine

En cas d'allergie aux C3G ou aux carbapénèmes :

       Amikacine + Fosfomycine *[accord professionnel]*

    ou   Amikacine + Colimycine   *[accord professionnel]*

Cystite aiguë simple

Symptômes de la cystite: brûlures mictionnelles, pollakiurie, impériosité/urgenturie ou dysurie dits signes fonctionnels urinaires (SFU), urines troubles ou hématuriques.

Prise en charge de la cystite par **BU** (leucocytes+ voire nitrites+) et antibiothérapie probabiliste.

1. **Fosfomycine trométamol**
   https://base-donnees-publique.medicaments.gouv.fr/affichageDoc.php?specid=66430643&typedoc=R

   3g dose unique
2. **Pivmécillinam**
   https://base-donnees-publique.medicaments.gouv.fr/affichageDoc.php?specid=60670489&typedoc=R

   (Selexid®) 400 mg x 2/j pendant 3 jours

ECBU uniquement en l'absence d'amélioration à 72 heures, récidive dans les 2 semaines ou double contre-indication. Le traitement adapté à l'antibiogramme sera celui des cystites à risque de complication.

Traitement « minute » possible chez la jeune fille uniquement si pubère (*SPILF 2020*).

En cas de BU négative, rechercher un diagnostic différentiel: mycose, urétrite, sécheresse cutanéo-muqueuse.
Une BU peut être réalisée en pharmacie avec orientation vers le médecin en cas de positivité.

En cas de cystite aiguë sur sonde urinaire: 3 jours d'antibiothérapie (*SPILF 2020*)

Cystite aiguë à risque de complication

ECBU en cas de facteur de risque de complication ⓘ et antibiothérapie différée autant que possible.

Antibiothérapie probabiliste uniquement en cas de symptômes marqués:

1. **Nitrofurantoïne**
   https://base-donnees-publique.medicaments.gouv.fr/affichageDoc.php?specid=62013296&typedoc=R
   (Furadantine®) 100 mg x 3/j pendant 7 jours
   Sauf clairance < 45 mL/min.
2. Fosfomycine trométamol 3g dose unique

Antibiotique de préférence adapté à l'antibiogramme:

1. **Amoxicilline** 1g x 3/j pendant 7 jours
2. Pivmécillinam (Selexid®) 400 mg x 2/j pendant 7 jours
3. Nitrofurantoïne 100 mg x 3/j pendant 7 jours

ECBU de contrôle uniquement en l'absence d'amélioration à 72 heures ou récidive précoce dans les 2 semaines.

Bladder-scan si suspicion de rétention aiguë d'urines.

Pyélonéphrite aiguë simple

Antibiothérapie probabiliste juste après l'ECBU:

1. **Ciprofloxacine 500 mg x 2/j ou lévofloxacine 500 mg/j**
   Sauf fluoroquinolone dans les 6 mois.
2. Ceftriaxone IM 1 g/j (2g si obèse)
3. Hospitalisation

Échographie rénale sous 24 heures si évolution défavorable après 72 heures d'antibiothérapie

Adaptation à l'antibiogramme dès le rendu des résultats:

1. **Amoxicilline 1g x 3/j pendant 10 jours**
2. Cotrimoxazole 800/160 mg x 2/j pendant 10 jours
3. Amoxicilline-acide clavulanique 1g x 3/j pendant 10 jours
4. Ciprofloxacine 500 mg x 2/j ou lévofloxacine 500 mg/j ou ofloxacine 200 mg x 2/j pendant 7 jours
5. Céfixime 200 mg x 2/j pendant 10 jours
6. Ceftriaxone IM 1 g/j pendant 7 jours (2g si obèse)
7. Entérobactérie productrice d'E-BLSE
   a. Ciprofloxacine ou lévofloxacine ou cotrimoxazole
   b. Amoxicilline-acide clavulanique
   c. Céfoxitine
   d. Hospitalisation

Réévaluation systématique à 72 heures.
ECBU de contrôle uniquement en cas d'évolution défavorable après 72 heures.

Pyélonéphrite aiguë à risque de complication

En présence d'une pyélonéphrite avec facteur de risque de complication ① sans signe de gravité:

- Bilan biologique: CRP, créatininémie
- Uroscanner en urgence (max 24h) ou à défaut échographie rénale

Antibiotiques identiques à la pyélonéphrite aiguë simple (chapitre précédent) pendant 10 jours.

Réévaluation systématique à 72 heures.
ECBU de contrôle uniquement en cas d'évolution défavorable après 72 heures.

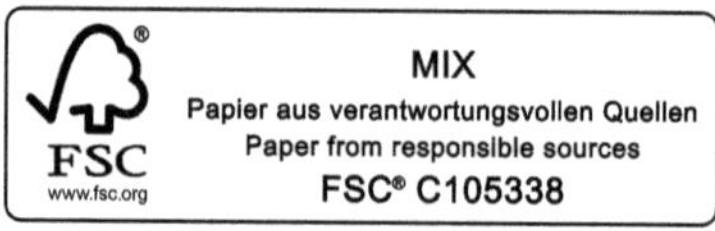

Printed by Books on Demand GmbH, Norderstedt / Germany